精编

实用手册

◎ 路军章　魏　锋　主编

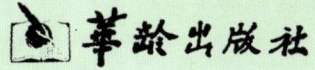

责任编辑：李成志　陈　磊
装帧设计：李建军
责任印制：李未圻

图书在版编目（CIP）数据

精编神农本草经实用手册 / 路军章，魏锋主编. —北京：华龄出版社，2011.10
ISBN 978-7-80178-879-5

Ⅰ.①精… Ⅱ.①路… ②魏… Ⅲ.①神农本草经-手册 Ⅳ.①R281.2-62

中国版本图书馆CIP数据核字（2011）第201031号

书　　名：	精编神农本草经实用手册
作　　者：	路军章　魏　锋　主编
图片摄影：	谢　宇　周重建
美术设计：	天宇工作室（xywenhua@yahoo.cn）
图文制作：	张亚萍　李　翔
出版发行：	华龄出版社
印　　刷：	北京画中画印刷有限公司
版　　次：	2012年1月第1版　2012年1月第1次印刷
开　　本：	880×1230毫米　1/32　　印　张：6
字　　数：	210千字
定　　价：	38.00元

地址：北京西城区鼓楼西大街41号　　邮编：100009
电话：84044445（发行部）　　　　　传真：84039173

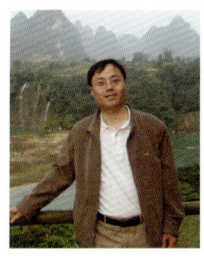

路军章

硕士,中国人民解放军总医院中医科副主任医师,1992年毕业于北京中医药大学医疗系,曾师从中医伤寒名家刘渡舟教授侍诊抄方3年,对其学术思想及临证经验有比较全面的继承和发扬,并打下了扎实的中医基本功,擅长运用中医历代名方治疗各种疑难杂证,侧重于肿瘤的中西医结合临床研究,对肺癌、胃癌、大肠癌、乳腺癌、胰腺癌的中西医结合治疗有较丰富的经验,对放射性食管炎及其他一些放化疗毒副反应如出汗、食欲减退等证的中医辨证论治具有独到见解和良好疗效。同时对糖尿病、脾胃病、肾病、妇科病、皮肤病、抑郁焦虑症、更年期综合证等也有较丰富的经验。主编《表格式临床医学系列丛书肿瘤分册》、《中老年人心脑血管保健》,参加编写《现代自身免疫病学》、《中国中医专家临床用药经验和特色》、《中医例案分析》、《保健食品功效成分检测技术与方法》等书,发表论文30余篇,获医疗成果三等奖1项。

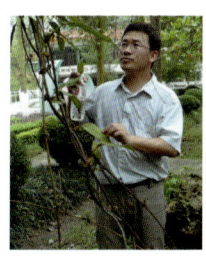

魏锋

博士,研究员,现为中国药品生物制品检定所中药材室主任,世界中医药联合会中药委员会理事。2001年获北京中医药大学中药学博士学位,2002-2004年在美国密西西比大学药学院,美国国家天然产物研究中心(National Center for Natural Products Research, School of Pharmacy, The University of Mississippi, U.S.A.)进行博士后研究工作,主要从事天然产物化学及美国食品补充剂的安全性和质量评价研究。2004年回国后,在中国药品生物制品检定所从事中药、天然药物和保健食品的质量控制和安全性评价等工作。先后参与并完成了"九五"、"十五"、"十一五"等多项国家科技攻关计划课题。在国际、国内学术期刊发表研究论文50余篇。主编《保健食品功效成分检测技术与方法》、《保健食品安全性检测技术与方法》、《常用中药标准物质分析图谱》等书,为《中国药典》英文版一部2005、2010版编委,《Chinese Herbal Drug Research Trends》编委。

编委会

主　　编	路军章　魏　锋
副主编	谢　宇　魏献波　周重建
编　　委	裴　华　李　翠　朱　进　吕凤涛　王　俊
	王丽梅　许仁倩　晏　丽　于承良　于亚南
	张　淼　邹　江　刘超英　刘鸿涛　黄静华
	刘亚辉　袁　玫　董　萍　鞠玲霞

顾氏自序

李濒湖云："神农古本草，凡三卷三品，共三百六十五种，首有名例数条，至陶氏作《别录》，乃拆分各部，而三品亦移改，又拆出膏菥、赤小豆二条（按《本经》目录，青葙子在下品，非后人拆出也。疑"菥"当作"蘘"）。故有三百六十七种，迨乎唐宋屡经变易旧制莫考。（此上并李氏语）今考《本经》三品不分部数，上品一百二十种，中品一百二十种，下品一百二十五种（见《本经》名例），品各一卷，又有序录一卷，故梁·《七录》云三卷，而陶氏《别录》云四卷，韩保昇谓《神农本草》上中下并序录合四卷是也。梁·陶隐居《名医别录》始分玉、石、草、木三品为三卷，虫、兽、果、菜、米、食，有名未用三品为三卷，又有序录一卷，合为七卷，故《别录》序后云："《本草经》卷上，序药性之原本，论病名之形诊，题记品录，详览施用；《本草经》卷中，玉、石、草、木三品；《本草经》卷下，虫、兽、果、菜、米、食三品，有名未用三品，右三卷其中下二卷，药合七百三十种，各别有目录，并朱墨杂书并子注，今大书分为七卷。"（以上并陶氏语）盖陶氏《别录》仍沿用《本经》上、中、下三卷之名，而中下二卷并以三品，分为子卷，《唐本草》讥其草木同品，虫兽共条，披览既难，图绘非易是也。《别录》于《本经》诸条间有并析，如胡麻《经》云叶名青蘘，即在胡麻条下，而《别录》乃分之（《本经》目录无青蘘），中品葱薤，下品胡粉、锡镜鼻，并各自为条，而《别录》乃合之，由此类推，凡《证类本草》三品与《本经》目录互异者，疑皆陶氏所移，李濒湖所谓拆分各部，移改三品者是也。青蘘之分，盖自《别录》始（《唐本草》注云，《本经》在草部上品，即指《别录》原次言之。），赤小豆之分，则自《唐本草》始，是为三百六十七种，《唐本草》退姑活、别羁、石下长卿、翘根、屈草、淮木于有名未用，故云三百六十一种（见《别录》序后，《唐本草》注。），宋本草又退彼子于有名未用，故云三百六十种（见《补注》总叙后），今就《证类本草》三品计之，上品一百四十一种，中品一百十三种，下品一百二十五种，已与《本经》名例绝不相符，又有人部一种，有名未用七种并不言于三品何属，李濒湖所谓屡经变易，旧制莫考者是也。李氏《纲目》世称为集大成，以今考之《本经》，而误注《别录》者四种(草薢、葱、薤、杏仁);从《本经》拆出而误注他书者二种(土蜂、桃蠹虫);原无经文而误注《本经》者一种(绿青);明注《本经》,而经文混入《别录》者三种(葈耳实、鼠妇、石龙子);经文混入《别录》,而误注《别录》者六种(王不留行、龙眼、肤青、姑活、石下长卿、燕屎);《别录》混入经文,而误注《本经》者四种(升麻、由跋、赭魁、鹰屎白)。夫以濒湖博洽而舛误至此,可见著书难,校书亦复不易,《开宝本草》序云,朱字墨字无本得同,旧注新注其文互缺,则宋本已不能无误,又无论濒湖矣,今去濒湖二百余载,古书亡佚殆尽,幸而《证类本草》灵光岿然,又幸而《纲目》卷二具载《本经》目录,得以寻其原委,而析其异同,《本经》三百六十五种之文,章章可考,无阙佚,无羡衍,岂非天之未丧斯文,而留以有待乎。近孙渊如尝辑是书,刊入问经堂中,惜其不考《本经》目录,故三品种数,显与名例相违,缪仲淳、张路玉辈,未见《证类本草》,而徒据《纲目》以求经文,尤为荒陋。大率考古者不知医,业医者不知古,遂使赤文绿字埋没于陈编蠹简之中,不及今而亟为搜辑,恐数百年后,《证类》一书又复亡佚,则经文永无完璧之期矣。爰于潘阅之余,重为甄录其先后,则以《本经》目录定之,仍用韩氏之说,别为序录一卷,而唐宋类书所引有出《证类》外者,亦备录焉,为考古计,非为业医计也,而非邃于古而明于医者,恐其闻之而骇,且惑也。

甲辰九月霜降日顾观光识

前言

《神农本草经》简称《本草经》、《本经》，是我国现存最早的药物学专著，成书于东汉，并非出自一时、一人之手，而是秦汉时期众多医学家总结、搜集、整理当时药物学经验成果的专著。它是对我国中草药历史上的第一次系统总结，是汉代本草官员的托名之作。后因战乱而丧失，仅存四卷本（见陶弘景序）。后经魏晋名医迭加增订，又产生了多种本子。与陶弘景并称为"诸经"。陶弘景"苞综诸经，研括烦省"作《本草经集注》。以《集注》为分界点，对《集注》以前的多种《本草经》，称之为陶弘景以前的《本草经》；收载在《集注》中的《本草经》，称之为陶弘景整理的《本草经》。陶弘景以前的《本草经》散见于宋以前的类书和文、史、哲古书的注文中。陶弘景整理的《本草经》见于历代主流本草中。

《神农本草经》全书分三卷，收入药物365种，并将药物按照效用分为上、中、下三品。上品120种，主要是一些无毒药，以滋补营养为主，既能祛病又可长服强身延年；中品120种，一般无毒或有小毒，多数具补养和祛疾的双重功效，但不宜久服；下品125种，是以祛除病邪为主的药物，多数有毒或药性峻猛，容易克伐人体正气，使用时一般病愈即止，不可过量使用。另外，《本经》依循《内经》提出的君臣佐使的组方原则，也将药物以朝中的君臣地位为例，来表明其主次关系和配伍的法则。《本经》对药物性味已有了详尽的描述，指出寒、热、温、凉四气和酸、苦、甘、辛、咸五味是药物的基本性情，可针对疾病的寒、热、湿、燥性质的不同选择用药。寒病选热药，热病选寒药，湿病选温燥之品，燥病须凉润之流，相互配伍，并参考五行相生相克的关系，对药物的归经、走势、升降、浮沉都很了解，才能选药组方，配伍用药。

作为最早的一部药物学专著，《神农本草经》对于药物及其采摘、炮制及使用方法等的论述，到了今天，仍是医药工作者的主要理论依据和操作规范。虽然由于历史条件的限制，书中掺杂了少数荒诞无稽之说，如朴消"炼何服之、轻身神仙"、太一余粮"久服轻身飞行千里神仙"、泽泻"久服能行水上"、水银"久服神仙不死"等等。但是书中对于药物性质的定位和对其功能、主治的描述总体上是十分准确的，其中大部分药物学理论和规定的配伍规则以及提出的"七情合和"原则在几千年的用药实践中发挥了巨大作用,被誉为中药学经典著作。因此很长一段历史时期内都是医生和药师学习中药学的教科书,也是医学工作者案头必备的工具书之一。

《精编神农本草经实用手册》是在忠实于《神农本草经》(清代顾观光的辑本)原著的基础上,以《中华人民共和国药典》(2010年版第一部)及《中药学》(第二版)为指导,以全新的视野和全新的形式对原著进行深度挖掘(从《神农本草经》一书所载的各种药物中精选出100多种现今仍常用于中医临床的、药效明显的药物配上彩色药物照片的形式进行全新演绎)。更加符合现代疾病特点及现代人养生保健习惯。书中对每种药物的原文、今释(含现代药物上的性味归经、功效主治、用量用法、使用禁忌、来源、形态特征、采收加工、别名等)、配伍应用、药膳食疗等都作了详细的说明,具有较强的时效性、实用性和可操作性。需要特别声明的是:广大读者朋友在阅读和使用本书时,如果需要应用书中所列的部分内容,必须要在专业医师的指导下使用,以免造成不必要的伤害!编者衷心希望本书能使广大读者朋友对《神农本草经》的进一步研究和传播起到一定的作用。

本书的主要读者对象是广大医务工作者、医学研究机构的从业人员、相关院校的师生,还可供广大中医药爱好者及全国各种类型的图书馆收藏。

另外,由于书中需要考证的地方也较多,加上编者知识水平所限,书中的错漏之处,请广大读者批评指正,以便我们在再版时及时修改,使本书更加完美!

读者交流邮箱:xywenhua@yahoo.cn。

编　者
2011年10月

目录

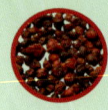 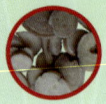 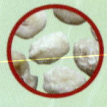 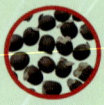 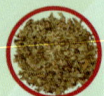

本经·上品

合欢 ………………… 1	络石 ………………… 31
天麻 ………………… 2	龙胆 ………………… 32
龙眼 ………………… 4	牛膝 ………………… 34
滑石 ………………… 6	卷柏 ………………… 35
猪苓 ………………… 8	杜仲 ………………… 37
茯苓 ………………… 9	细辛 ………………… 38
柏实 ………………… 10	独活 ………………… 40
天门冬 ……………… 12	柴胡 ………………… 41
麦门冬 ……………… 13	酸枣 ………………… 43
白术 ………………… 15	枸杞 ………………… 44
干地黄 ……………… 16	薏苡仁 ……………… 46
菖蒲 ………………… 18	车前子 ……………… 47
远志 ………………… 20	蛇床子 ……………… 49
泽泻 ………………… 21	蒺藜子 ……………… 50
薯蓣 ………………… 23	茜根 ………………… 52
菊花 ………………… 24	白英 ………………… 53
甘草 ………………… 26	茵陈蒿 ……………… 54
人参 ………………… 28	漏芦 ………………… 56
石斛 ………………… 30	王不留行 …………… 57

蒲黄……59	葡萄……70
肉苁蓉……60	大枣……72
石下长卿……61	藕实茎……73
蔓荆实……63	鸡头……75
女贞实……64	白瓜子……76
桑上寄生……66	冬葵子……78
辛夷……67	胡麻……79
阿胶……69	

本经·中品

 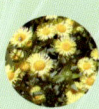 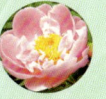

石膏……81	厚朴……107
阳起石……82	竹叶……109
防风……84	玄参……110
秦艽……85	沙参……112
黄芪……87	苦参……113
巴戟天……89	续断……115
吴茱萸……90	枳实……116
黄连……92	山茱萸……118
五味子……93	桑根白皮……119
决明子……95	石韦……121
桔梗……97	通草……122
川芎……98	白芷……123
葛根……100	白薇……125
知母……101	升麻……126
贝母……103	苍耳……128
栝楼……104	茅根……129
丹参……106	百合……131

酸酱	132	木香	144
淫羊藿	134	麝香	146
栀子	135	羚羊角	147
凌霄花	136	鹿茸	149
紫菀	137	露蜂房	150
白鲜	139	白僵蚕	152
五加皮	140	龟甲	153
水萍	141	鳖甲	155
干姜	143	梅实	156

本经·下品

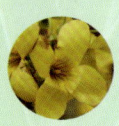 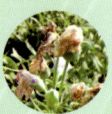 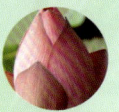

代赭石	158	黄芩	172
大黄	159	地榆	173
当归	160	贯众	175
葶苈	162	青葙子	176
旋覆花	163	连翘	177
商陆	165	白头翁	178
射干	166	白及	179
麻黄	167	败酱	180
款冬	168	夏枯草	181
牡丹皮	169	杏核仁	182
防己	171		

本经·上品

合欢 Hehuan

【原文】味甘，平。主安五脏，利心志，令人欢乐无忧。久服轻身，明目，得所欲。生山谷。

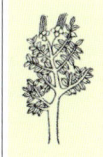

〖今 释〗

性味归经：甘，平。归心、肝、肺经。

功效主治：解郁安神，活血消肿。用于心神不安，忧郁失眠，肺痈，疮肿，跌仆伤痛。

用量用法：6～12克，煎服。外用：适量，研末调敷。

使用禁忌：合欢的花或花蕾，阴虚津伤者慎用。

来源：本品为豆科植物合欢的干燥树皮。

形态特征：落叶乔木，高4～15米。羽片4～12对，小叶10～30对，长圆形至线形，两侧极偏斜。花序头状，多数，伞房状排列，腋生或顶生；花淡红色。荚果线形，扁平，幼时有毛。

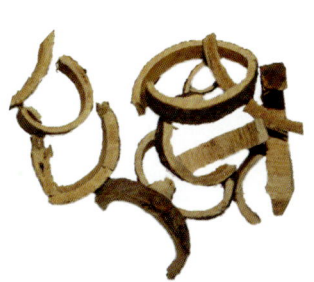

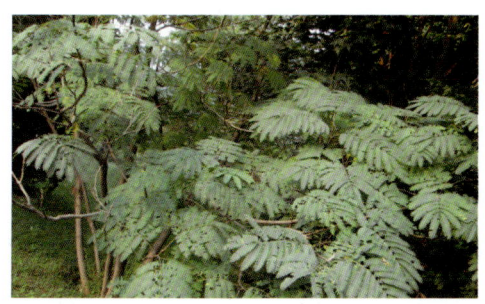

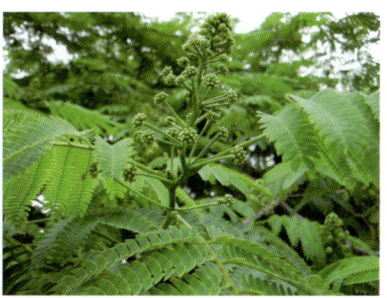

采收加工：夏、秋二季剥取，晒干。
别名：夜台皮、合昏皮、合欢木皮。

〖 **配伍应用** 〗

忿怒忧郁、烦躁失眠、心神不宁等症：可单用或与酸枣仁、柏子仁、首乌藤等配伍应用。

跌打仆伤、损筋折骨：与桃仁、乳香、红花、没药、骨碎补等配伍同用。

肺痈、胸痛、咳吐脓血：单用有效，如黄昏汤（《千金方》）；也可与冬瓜仁、鱼腥草、桃仁、芦根等同用。

疮痈、肿毒：常与蒲公英、连翘、紫花地丁、野菊花等同用。

〖 **药膳食疗** 〗

◎ 合欢芡实茶

原料：合欢皮15克，芡实、红糖各30克。
制法：合欢皮、芡实加水1000毫升，煮沸30分钟，去渣，加入红糖，再煎至300毫升，分3次温服。
用法：每日1剂。
功效：益气安神。
适用：神经衰弱、失眠等。

天麻 Tianma

【原文】味辛，温。主杀鬼精物，蛊毒恶气。久服益气力，长阴，肥健，轻身增年。一名离母，一名鬼督邮。生川谷。

〖 **今　　释** 〗

性味归经：甘，平。归肝经。

功效主治：息风止痉，平抑肝阳，祛风通络。用于小儿惊风，癫痫抽搐，破伤风，头痛眩晕，手足不遂，肢体麻木，风湿痹痛。

用量用法：3～10克，煎服；研末冲服，每次1～1.5克。

使用禁忌：气虚甚者慎服。

来源：本品为兰科植物天麻的干燥块茎。

形态特征：多年生寄生植物。寄主为密环菌，以密环菌的菌丝或菌丝的分泌物为营养源。块茎横生，椭圆形或卵圆形，肉质。茎单一，直立，黄红色。叶退化成膜质鳞片状，互生，下部鞘状抱茎。总状花序顶生；苞片膜质，披针形或狭叶披针形，膜质，具细脉。花淡绿黄色或橙红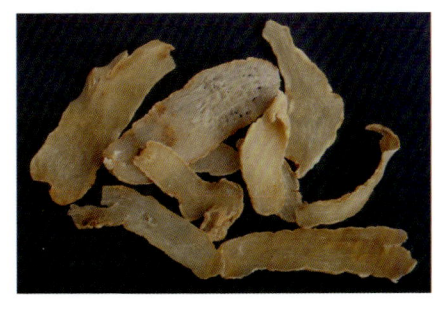色，花被下部合生成歪壶状，顶端5裂；唇瓣高于花被管2/3，能育冠状雄蕊1枚，着生于雄蕊上端子房柄扭转。蒴果长圆形或倒卵形。种子多而极小，成粉末状。

采收加工：立冬后至次年清明前采挖，立即洗净，蒸透，敞开低温干燥。

别名：神草、离母、赤箭芝、合离草、鬼督邮、明天麻、定风草、白龙皮。

〖 **配伍应用** 〗

肝阳上亢之眩晕、头痛：常与钩藤、石决明、牛膝等同用，如天麻钩藤饮（《杂病证治新义》）。

风痰上扰之眩晕、头痛、痰多胸闷者：常与半夏、陈皮、茯苓、白术等同用，如半夏白术天麻汤（《医学心悟》）。

头风攻注、偏正头痛、头晕欲倒者：可配等量川芎为丸，如天麻丸（《普济方》）。

中风手足不遂、筋骨疼痛等：可与没药、制乌头、麝香等配伍，如天麻丸（《圣济总录》）。

风湿痹痛、关节屈伸不利者：多与秦艽、羌活、桑枝等同用，如秦艽天麻汤（《医学心悟》）。

〖 **药膳食疗** 〗

◎ 天麻竹笋汤

原料：天麻20克，竹笋150克。

制法：先将天麻用温水浸2小时，再切成薄片，加水1000毫升煎煮40分钟，放竹笋（切片）同煮20分钟，加调味品少许。

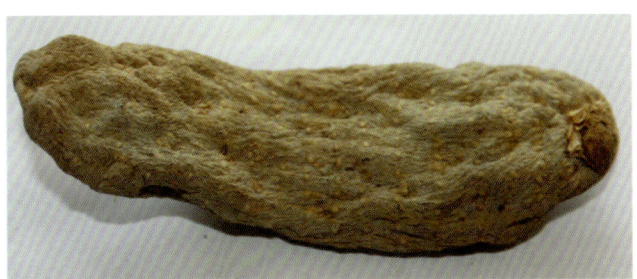 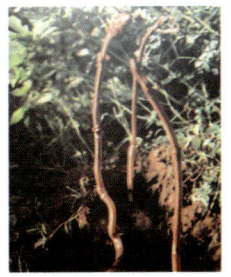

用法：吃药喝汤，1次下，连服5～7日。
功效：凉肝熄风。
适用：肝风欲动所致之头晕。

◎ 天麻炖猪脑
原料：天麻10克，猪脑1付，盐适量。
制法：上味药洗净，加清水适量，隔水蒸熟调味即可。
用法：佐餐食用。
功效：降压安神，软化血管。
适用：眩晕眼花、头昏痛、耳鸣者。

◎ 天麻绿茶
原料：天麻3～5克，绿茶1克。
制法：将天麻、绿茶加沸水冲泡。
用法：代茶饮用。
功效：平肝熄风，定惊安神。
适用：肝阳上亢所致眩晕者。

◎ 天麻鲤鱼
原料：天麻25克，茯苓、川芎各10克，鲜鲤鱼1尾（1000克）。
制法：将川芎、茯苓切片，与天麻一同放入二次米泔水中，浸泡4～6小时，捞出天麻，置米饭上蒸透，切片；再将天麻片放入去鳞、鳃、内脏之鱼腹中，置盆内，加入少量姜、葱、清水，蒸约30分钟；再按常规方法制作调味羹汤，浇于鱼上即成。
用法：佐餐服用。
功效：平肝宁神，活血止痛。
适用：肝阳头痛、眩晕、失眠等。

龙眼 Longyan

【原文】味甘，平。主五脏邪气；安志，厌食。久服强魂聪明，轻身不老，通神明。一名益智。生山谷。

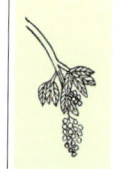

〖今　释〗

性味归经：甘，温。归心、脾经。
功效主治：补益心脾，养血安神。用于气血不足，心悸怔忡，健忘失眠，血虚萎黄。
用量用法：10～25克，煎服；大剂量30～60克。

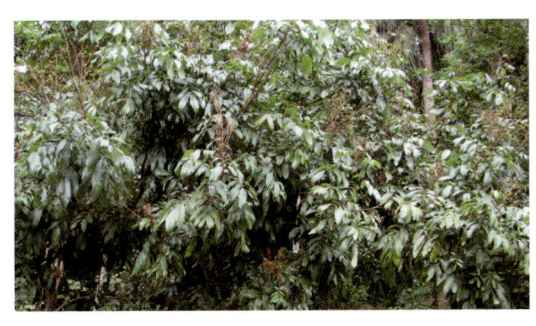
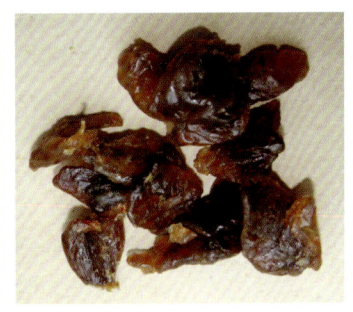

使用禁忌：有上火发炎症状时不宜食用，怀孕后不宜过多食用。

来源：本品为无患子科植物龙眼的假种皮。

形态特征：常绿大乔木，树体高大，多为偶数羽状复叶，小叶对生或互生。圆锥花序顶生或腋生，果球形，种子黑色，有光泽。

采收加工：夏、秋二季采收成熟果实，干燥，除去壳、核，晒至干爽不黏。

别名：桂圆肉、亚荔枝。

〖 **配伍应用** 〗

思虑过度、劳伤心脾、惊悸怔忡、失眠健忘：与人参、当归、酸枣仁等同用，如归脾汤（《济生方》）。

年老体衰、产后、大病之后，气血亏虚：可单服本品，如（《随息居饮食谱》）玉灵膏（一名代参膏），即单用本品加白糖蒸熟，开水冲服。

〖 **药膳食疗** 〗

◎ 桂圆红枣汤

原料：桂圆肉30克，红枣25克，冰糖适量。

制法：将桂圆肉、红枣洗净，放入沙锅中，加水适量，用大火烧沸后改用小火煎煮片刻，加冰糖调味即成。

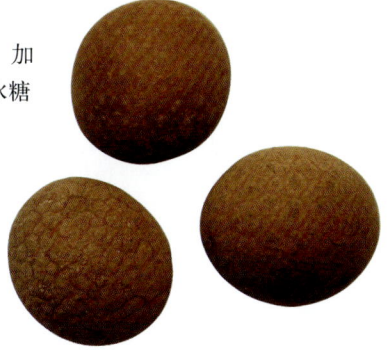

用法：睡前食用。

功效：健脾养心，益气补血。

适用：心脾两虚所致贫血等。

◎ 桂圆肉猪心汤

原料：桂圆肉、党参各30克，猪心1个（约300克），红枣5个。

制法：将猪心切去肥油，洗净，桂圆肉、红枣（去核）、党参洗净，与猪心一齐放入锅内，加清水适量，先以大火煮沸后，再以小火煲2小时，调味即可。

用法：每日分2次服用。

功效：补益气血，养心安神。
适用：气血亏虚引起的失眠健忘者。

◎ 桂圆首乌汤

原料：桂圆肉20克，当归6克，红枣、制首乌各15克，冰糖50克。
制法：将制首乌、当归去净灰渣，烘干碾成粉末；红枣去核后切成细粒，桂圆肉剁碎；净锅置中火上，加入清水700毫升及制首乌末、当归末，煎煮至沸，再加入桂圆肉末、红枣粒、冰糖，熬煮至汤剩300毫升即成。
用法：坚持长期服用，服用30日后需停1周，之后再继续服用。
功效：补肝肾，益精血，润肌肤，美容颜。
适用：妇女产后血虚不足、精神不振等。

◎ 桂圆糯米粥

原料：桂圆肉15克，糯米100克。
制法：将淘洗干净的糯米入锅，加水1000毫升，用大火烧沸后转用小火熬煮，待粥半熟时加入桂圆肉，搅匀后继续煮至粥成。
用法：每日晨起和睡前温热食用。
功效：补益心脾，安神。
适用：提高记忆力、贫血等。

滑石 Huashi

【原文】味甘，寒。主身热泄；女子乳难；癃闭，利小便；荡胃中积聚寒热；益精气。久服轻身，耐饥长年。生山谷。

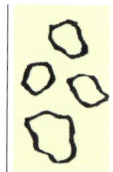

〖今　释〗

性味归经：甘、淡，寒。归膀胱、肺、胃经。
功效主治：利尿通淋，清热解暑；外用祛湿敛疮。用于热淋，石淋，尿热涩痛，暑湿烦渴，湿热水泻；外治湿疹，湿疮，痱子。
用量用法：10～20克，先煎。外用：适量。
使用禁忌：脾胃虚弱，或热病伤津，或肾虚滑精者均禁用。孕妇慎服。
来源：本品为硅酸盐类矿物滑石族滑石，主含含水硅酸镁。
形态特征：本品单斜晶系，多为块状集合体，晶体呈六方形或菱形板状，但完好的晶体极少见，通常为粒状和鳞片状的致密块体。白色、黄白色或淡蓝灰色，有蜡样光泽。质软、细腻，手摸有滑润感，无吸湿性，置水中不崩散。
采收加工：采挖后，除去泥沙及杂石。
别名：冷石、共石。

〖 配伍应用 〗

热淋（若湿热下注之小便不利、热淋及尿闭等）：常与车前子、瞿麦等同用，如八正散（《和剂局方》）。

石淋：与海金沙、金钱草等配用。

暑热烦渴、小便短赤：可与甘草同用，即六一散（《伤寒标本》）。

湿疮、湿疹：可单用或与枯矾、黄柏等为末，撒布患处。

痱子：可与薄荷、甘草等配合制成痱子粉外用。

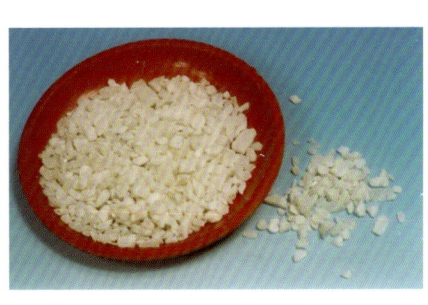

〖 药膳食疗 〗

◎ 滑石田螺汤

原料：滑石、白茅根各50克，田螺500克，姜、盐各适量。

制法：先将田螺用清水反复浸洗至沙吐净，加入上几味药材、田螺、姜及适量清水同煮大半小时，加盐调味即可。

用法：餐前食用。

功效：清热消炎，通利小便。

适用：湿热内蕴型前列腺发炎、小便混浊、涩抑不畅等。

◎ 滑石粥

原料：滑石30克，瞿麦10克，粳米约100克。

制法：先把滑石用布包扎，然后与瞿麦同入沙锅煎汁去渣，入粳米煮为稀薄粥。

用法：每日早餐食用。

功效：清热消炎，通利小便。

适用：急、慢性膀胱炎引起的小便不畅、尿频尿急、淋沥热痛等。

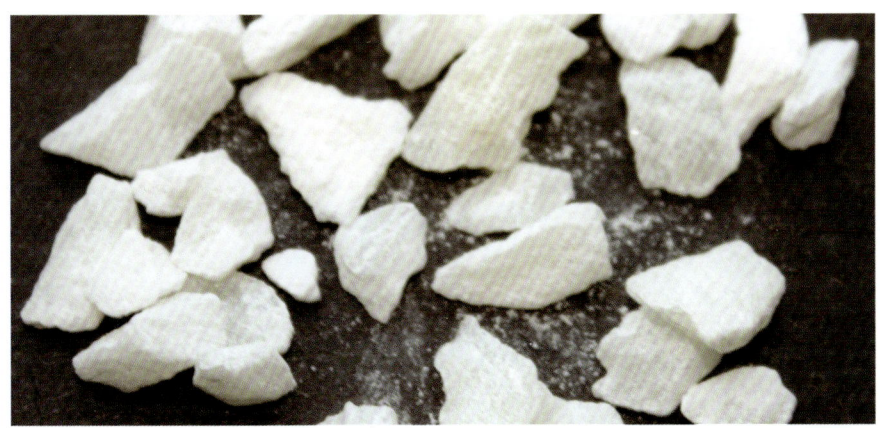

猪苓 Zhuling

【原文】味甘，平。主疟；解毒；蛊疰不祥；利水道。久服轻身耐老。一名猪矢。生山谷。

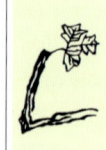

〖今　释〗

性味归经：甘、淡，平。归肾、膀胱经。

功效主治：利水渗湿。用于小便不利，水肿，泄泻，淋浊，带下。

用量用法：6～12克，煎服。

使用禁忌：无水湿者忌服。

来源：本品为多孔菌科真菌猪苓的干燥菌核。

形态特征：菌核体呈长形块或不规则块状，表面凹凸不平，有皱纹及瘤状突起，棕黑色或黑褐色，断面呈白色或淡褐色。子实体自地下菌核内生出，常多数合生；菌柄基部相连或多分枝，形成一丛菌盖，伞形或伞半状半圆形，总直径达15厘米以上。每一菌盖为圆形，直径1～3厘米，中央凹陷呈脐状，表面浅褐色至茶褐色。菌肉薄与菌管皆为白色；管口微小，呈多角形。

采收加工：春、秋二季采挖，除去泥沙，干燥。

别名：野猪食、猪屎苓、地乌桃。

〖配伍应用〗

通身肿满、小便不利：单用一味猪苓为末，热水调服。

水湿内停所致之水肿、小便不利：常与泽泻、茯苓、白术等同用，如四苓散（《明医指掌》）。

肠胃寒湿、濡泻无度：常与肉豆蔻、黄柏同用，如猪苓丸（《圣济总录》）。

热淋、小便不通、淋沥涩痛：本品配生地、滑石、木通等，如十味导赤汤（《医宗金鉴》）。

〖药膳食疗〗

猪苓粥

原料：猪苓10克，大米100克，白糖少许。

制法：将猪苓择净，放入锅中，加清水适量，水煎取汁，加大米煮粥，待熟时调入白糖，再煮一、二沸即成。

用法：每日1剂。

功效：利水渗湿。

适用：小便不利、水肿、泄泻、淋浊、带下等。

猪苓瓜皮鲫鱼汤

原料：猪苓、冬瓜皮各30克，鲫鱼500克，生姜4片。

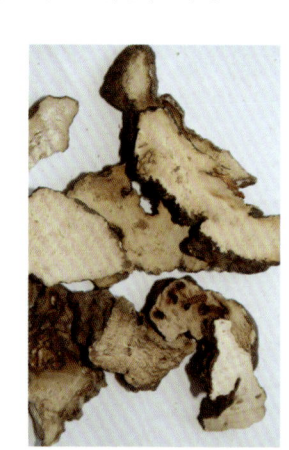

制法：鲫鱼去鳞、鳃及内脏，洗净；猪苓、冬瓜皮、生姜洗净，与鲫鱼一齐放入沙煲内，加清水适量，武火煮沸后，改用文火煲2小时，调味食用即可。

用法：佐餐食用。

功效：健脾去湿，消肿利水。

适用：肝硬化腹水、营养不良性水肿属脾虚水湿内停者。

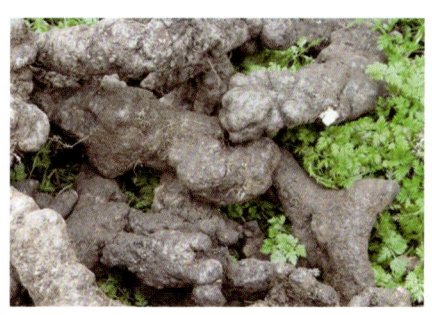

茯苓 Fuling

【原文】味甘，平。主胸胁逆气忧恚；惊邪恐悸；心下结痛，寒热烦满，咳逆，口焦舌干，利小便；久服安魂养神，不饥延年。一名茯菟。生山谷。

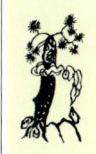

〖今 释〗

性味归经：甘、淡、平。归心、肺、脾、肾经。

功效主治：利水渗湿，健脾，宁心。用于水肿尿少，痰饮眩悸，脾虚食少，便溏泄泻，心神不安，惊悸失眠。

用量用法：10～15克，煎服。

使用禁忌：虚寒精滑或气虚下陷者忌服。

来源：本品为多孔菌科真菌茯苓的干燥菌核。

形态特征：寄生或腐寄生。菌核埋在土内，大小不一，表面淡灰棕色或黑褐色，断面近外皮处带粉红色，内部白色。子实体平伏，伞形，直径0.5～2毫米，生长于菌核表面成一薄层，幼时白色，老时变浅褐色。菌管单层，孔多为三角形，孔缘渐变齿状。

采收加工：多于7～9月采挖，挖出后除去泥沙，堆置"发汗"后，摊开晾至表面干燥，再"发汗"，反复数次至现皱纹、内部水分大部散失后，阴干，称为"茯苓个"；或将鲜茯苓按不同部位切制，阴干，分别称为"茯苓皮"及"茯苓块"。

别名：茯菟、茯灵。

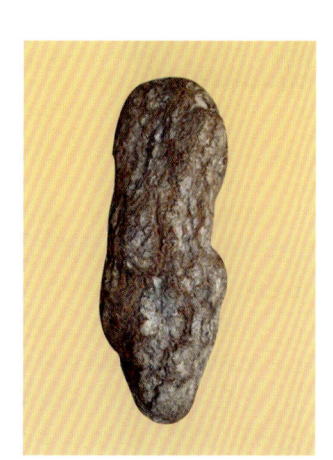

〖配伍应用〗

水湿内停所致之水肿、小便不利：常与泽泻、猪苓、白术、桂枝等同用，如五苓散（《伤寒论》）。

脾肾阳虚水肿：可与附子、生姜同用，如真武汤（《伤寒论》）。

水热互结、阴虚小便不利水肿：与滑石、阿胶、泽泻合用，如猪苓汤（《伤寒论》）。

痰饮之目眩心悸：配以桂枝、白术、甘草同用，如苓桂术甘汤（《金匮要略》）；若饮停于胃而呕吐者，多和半夏、生姜合用，如小半夏加茯苓汤（《金匮要略》）。

心脾两虚、气血不足之心悸、失眠、健忘：多与黄芪、当归、远志同用，如归脾汤（《济生方》）；若心气虚，不能藏神，惊恐而不安卧者，常与人参、龙齿、远志同用，如安神定志丸（《医学心悟》）。

〖 **药膳食疗** 〗

◎ 茯苓大枣粥

原料：茯苓粉、白米各30克，红枣20枚。

制法：如常法煮粥食。

用法：当早点或餐间加餐经常食用。

功效：健脾利湿。

适用：脾胃虚弱者。

◎ 茯苓赤小豆粥

原料：茯苓25克，赤小豆30克，大枣10枚，粳米100克。

制法：先将赤小豆冷水浸泡半日后同茯苓、大枣、粳米煮粥。

用法：早、晚餐温热服食。

功效：利水消肿，健脾益胃。

适用：水肿病、肥胖症以及大便溏薄等。

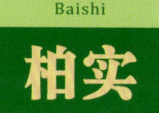
柏实 Baishi

【原文】味甘，平。主惊悸；安五脏，益气；除风湿痹。久服令人润泽美色；耳目聪明，不饥不老，轻身延年。生山谷。

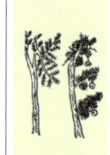

〖 **今　释** 〗

性味归经：甘，平。归心、肾、大肠经。

功效主治：养心安神，润肠通便，止汗。用于阴血不足，虚烦失眠，心悸怔忡，肠燥便秘，阴虚盗汗。

用量用法：3～10克，煎服，大便溏者宜用柏子仁霜代替柏子仁。

使用禁忌：便溏及痰多者慎服。

来源：本品为柏科植物侧柏的干燥成熟种仁。

形态特征：长绿小乔木，树皮薄，淡红褐色，常易条状剥落。树枝向上伸展，小枝扁平，排成一平面，直展。叶鳞形、质厚、紧贴在小枝上交互对生，正面的一对通常扁平。花单性，雌雄同株；雄花球长圆形，黄色，生于上年的枝顶上；雌花球长椭圆形，单生于短枝顶端，由6～8枚鳞片组成。球果卵状椭圆形，嫩时蓝绿色，肉质，被白粉；熟后深褐色，木质。

采收加工：秋、冬二季采收成熟种子，晒干，除去种皮，收集种仁。

别名：柏实、侧柏仁。

〖 配伍应用 〗

心阴不足、心血亏虚、心神失养之心悸怔忡、虚烦不眠、头晕健忘等：常与人参、五味子、白术等配伍，如柏子仁丸（《普济本事方》）；也可与酸枣仁、当归、茯神等同用，如养心汤（《校注妇人良方》）。

心肾不交之心悸不宁、心烦少寐、梦遗健忘：常以本品配伍麦冬、熟地黄、石菖蒲等同用，如柏子养心丸（《体仁汇编》）。

阴虚血亏、老年、产后等肠燥便秘证：常与郁李仁、松子仁、杏仁等同用，如五仁丸（《世医得效方》）。

〖 药膳食疗 〗

◎ 柏子仁粥

原料：柏子仁10～15克，粳米30～60克，蜂蜜适量。

制法：先将柏子仁去净皮壳杂质，稍捣烂，同粳米煮粥，待粥成时，兑入蜂蜜适量，稍煮1～2沸即可。

用法：每日2次。

功效：养心安神，润肠通便。

适用：心血不足、心神失养之心悸、失眠、健忘以及阴血不足、肠燥便秘。

◎ 柏子李仁粥

原料：柏子仁、郁李仁各10～15克，蜂蜜20克，粳米100克。

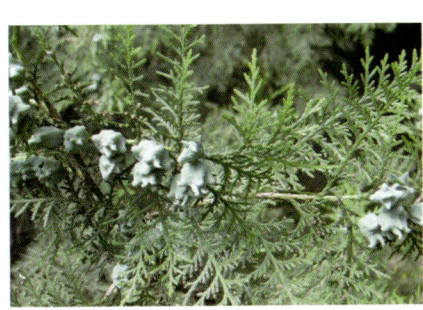

制法：将柏子仁、郁李仁洗净，捣碎，煎汁，去净渣。粳米淘洗入锅，掺水烧开后加入药汁，煮成粥时，放入蜂蜜食之。

用法：每日2次。

功效：润肠通便，养心安神，利水消肿。

适用：慢性便秘、心悸失眠、健忘、小便不利、水肿腹满等。

天门冬 Tianmendong

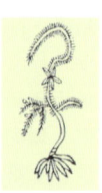

【原文】味苦,平。主诸暴风湿偏痹;强骨髓,杀三虫,去伏尸久服轻身益气延年。一名颠勒。生山谷。

〖 今 释 〗

性味归经:甘、苦,寒。归肺、肾经。

功效主治:养阴润燥,清肺生津。用于肺燥干咳,顿咳痰黏,腰膝酸痛,骨蒸潮热,内热消渴,热病津伤,咽干口渴,肠燥便秘。

用量用法:6~12克,煎服。

使用禁忌:虚寒泄泻及外感风寒致嗽者,皆忌服。

来源:本品为百合科植物天门冬的干燥块根。

形态特征:攀援状多年生草本。块根肉质,簇生,长椭圆形或纺锤形,灰黄色。茎细,常扭曲多分枝,有纵槽纹。主茎鳞片状叶,顶端尖长,叶基部伸长为2.5~3厘米飞硬刺,在分支上的刺较短或不明显,叶状枝2~3枚簇生叶腋,扁平有棱,镰刀状。花通常2朵腋生,淡绿色,单性,雌雄异株,雄花花被6,雄蕊6枚,雌花与雄花大小相似,具6枚退化雄蕊。浆果球形,熟时红色,有种子一粒。

采收加工:秋、冬二季采挖,洗净,除去茎基和须根。置沸水中煮或蒸至透心,趁热除去外皮,洗净,干燥。

别名:天冬、武竹。

〖 **配伍应用** 〗

肺阴不足、燥热内盛之证:常与麦冬、沙参、川贝母等同用。

肾阴亏虚、眩晕耳鸣、腰膝酸痛者:常与熟地黄、枸杞子、牛膝等同用。

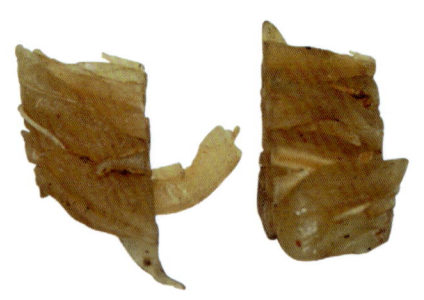

阴虚火旺、骨蒸潮热者:宜与生地黄、麦冬、知母、黄柏等同用。

肾阴久亏、内热消渴证:可与生地黄、山药、女贞子等同用。

肾阴亏之咳嗽咯血:可与生地黄、玄参、川贝母等同用。

气阴两伤、食欲不振、口渴者:宜与生地黄、人参等配伍同用。

津亏肠燥便秘者:宜与生地黄、当

归、生首乌等同用。

〖药膳食疗〗

◎ 天冬粥

原料：天冬20克，粳米100克。

制法：将天冬熬水，约20分钟，去渣留汁，备用。将粳米洗净，锅内加药汁及水适量，煮粥，待粥汁稠粘时停火起锅。

用法：每食适量。

功效：润肾燥，益肌肤，悦颜色，清肺，降火。

适用：老年痰嗽、少年干咳、风湿不仁、冷痹、心腹积聚、耳聋等。

◎ 天冬枸杞粥

原料：天冬30克，枸杞子15克，粳米90克。

制法：将天冬、枸杞子用温开水浸泡5分钟，清水冲洗干净，加水煎取浓汁，待用。把粳米清洗干净，倒入锅内，加入天冬、枸杞汁，置于火上煮成粥，食之。

用法：每日分2次服食。

功效：益肾养阴。

适用：肺肾阴虚者。

麦门冬 Maimendong

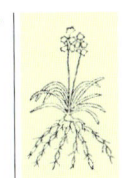

【原文】味甘，平。主心腹结气伤中，伤饱胃络脉绝，羸瘦短气。久服轻身，不老，不饥。生川谷及堤阪。

〖今　释〗

性味归经：甘、微苦，微寒。归心、肺、胃经。

功效主治：养阴生津，润肺清心。用于肺燥干咳，阴虚痨嗽，喉痹咽痛，津伤口渴，内热消渴，心烦失眠，肠燥便秘。

用量用法：6～12克，煎服。

使用禁忌：与款冬、苦瓠、苦参、青蘘相克。

来源：本品为百合科植物麦门冬的干燥块根。

形态特征：多年生草本植物，地上匍匐茎细长。叶丛生，狭线形，草质，深绿色，平行脉明显，基部绿白色并稍扩大。花葶常比叶短，总状花序轴长2～5厘米，花1～2朵，生于苞片腋内，花梗长2～4毫米，关节位于近中部或中部以上，花微下垂，花被片6枚，披针形，白色或淡紫色。浆果球形，成熟时深绿色或蓝黑色。

采收加工：拣净杂质，用水浸泡，捞出，润透后抽去心，再洗净晒干。

别名：麦冬、沿阶草。

〖 配伍应用 〗

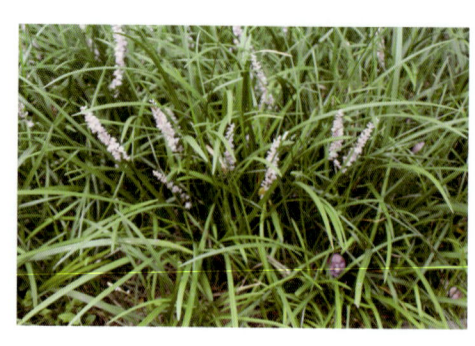

热伤胃阴、口干舌燥：常与生地黄、玉竹、沙参等同用。

消渴：与天花粉、乌梅等同用。

胃阴不足之气逆呕吐：与半夏、人参等同用，如麦门冬汤（《金匮要略》）。

热邪伤津之便秘：与生地黄、玄参同用，如增液汤（《温病条辨》）。

阴虚肺燥有热的鼻燥咽干、干咳痰少、咳血，咽痛音哑等症：常与阿胶、石膏、桑叶、枇杷叶等同用，如清燥救肺汤（《医门法律》）。

心阴虚有热之心烦、失眠多梦、健忘、心悸怔忡等症：宜与生地黄、酸枣仁、柏子仁等配伍，如天王补心丹（《摄生秘剖》）。

热伤心营、神烦少寐者：宜与黄连、生地黄、玄参等清同用，如清营汤（《温病条辨》）。

〖 药膳食疗 〗

◎ **麦冬竹叶粥**

原料：麦冬30克，淡竹叶15克，粳米100克，大枣6枚。

制法：先将麦冬、炙甘草、淡竹叶、大枣煎水，去渣取汁，入粳米一同煮成粥即可。

用法：随意食用。

功效：甘淡清热，益气和胃。

适用：暑热口渴、气短乏力、不思纳食等症。

◎ **麦冬汤**

原料：麦冬（去心）10克，大枣2枚，大米50克，冰糖适量。

制法：麦冬温水浸泡片刻，合大枣、大米及冰糖同入锅后，加水如常法煮粥，煮至麦冬熟烂、米花粥稠即可。

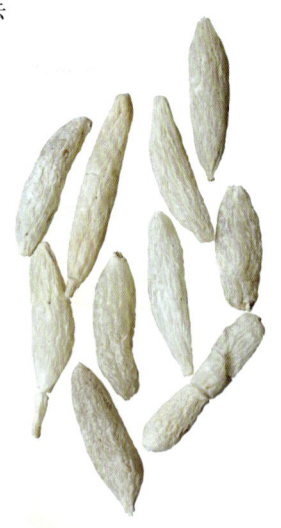

用法：每日温热服用，连服半个月。

功效：润肺养胃，养阴清心。

适用：肺燥干咳、心烦失眠者。

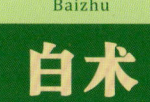
白术 Baizhu

【原文】味苦,温。主风寒湿痹死肌,痉;疸;止汗;除热,消食,作煎饵。久服轻身延年,不饥。一名山蓟。生山谷。

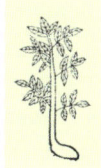

〖 今　释 〗

性味归经：苦、甘、温。归脾、胃经。
功效主治：健脾益气,燥湿利水,止汗,安胎。用于脾虚食少,腹胀泄泻,痰饮眩悸,水肿,自汗,胎动不安。
用量用法：6～12克,煎服,炒用可增强补气健脾止泻作用。
使用禁忌：阴虚燥渴,气滞胀闷者忌服。
来源：本品为菊科植物白术的干燥根茎。
形态特征：多年生草本,高30～60厘米,根状茎肥厚,略呈拳状,茎直立,上部分枝。叶互生,叶片3,深裂或上部茎的叶片不分裂,裂片椭圆形,边缘有刺。头状花序顶生,总苞钟状,花冠紫红色,瘦果椭圆形,稍扁。
采收加工：冬季下部叶枯黄、上部叶变脆时采挖,除去泥沙,烘干或晒干,再除去须根。
别名：山蓟、山芥、日蓟、山姜、山精、山连、冬白术。

〖 配伍应用 〗

脾虚有湿、食少便溏或泄泻：常与人参、茯苓等同用,如四君子汤(《和剂局方》)。
脾虚中阳不振、痰饮内停者：宜与温阳化气、利水渗湿之品配伍,如苓桂术甘汤

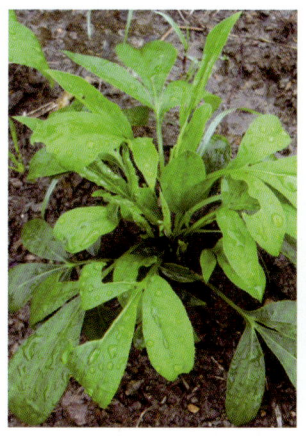
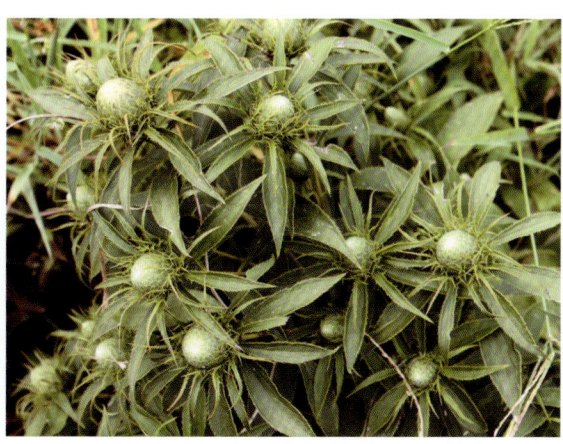

(《金匮要略》)。

脾虚水肿：可与茯苓、桂枝等同用。

脾虚胎儿失养者：宜与人参、阿胶等配伍。

便秘：生白术30~60克，水煎，早、晚2次分服，每日1剂。

〖 药膳食疗 〗

◎ **白术鲫鱼粥**

原料：白术10克，鲫鱼30~60克，粳米30克，调料适量。

制法：将鲫鱼去掉鳞甲及内脏，白术洗净先煎汁100毫升，然后将鱼与粳米同煮成粥，粥成后入药汁和匀即可。

用法：根据个人口味加入盐或糖食用。

功效：健脾和胃。

适用：脾胃虚弱型脘腹胀痛，呕恶不食，浑身无力，倦怠思睡、舌质淡、苔白、脉缓滑等。

◎ **白术茯苓粥**

原料：白术12克，茯苓15克，陈皮6克，粳米100克。

制法：将上药煎汁去渣，加入粳米同煮为稀粥。

用法：每日2次，早、晚温热服。

功效：健脾行水。

适用：脾虚所致妊娠面目、四肢浮肿或遍及全身、小便短少。

干地黄 Gandihuang

【原文】味甘，寒。主折跌绝筋；伤中，逐血痹，填骨髓，长肌肉，作汤除寒热积聚，除痹；生者尤良。久服轻身不老。一名地髓。生川泽。

〖 今 释 〗

性味归经：鲜地黄：甘、苦，寒。归心、肝、肾经。生地黄：甘，寒。归心、肝、肾经。

功效主治：鲜地黄：清热生津，凉血、止血。用于热病伤阴，舌绛烦渴，温毒发斑，吐血，衄血，咽喉肿痛。生地黄：清热凉血，养阴生津。

用于热入营血，温毒发斑，吐血衄血，热病伤阴，舌绛烦渴，津伤便秘，阴虚发热，骨蒸劳热，内热消渴。

用量用法：鲜地黄：12～30克。生地黄：10～15克。

使用禁忌：地黄性凉，脾虚腹泻、胃虚食少者忌食。

来源：本品为玄参科植物地黄的新鲜或干燥块根。

形态特征：多年生草本植物高25～40厘米，全植株被灰白色长柔毛和腺毛。叶多基生，莲座状，向上逐渐缩小而在茎上互生；叶片倒卵形或长椭圆形，先端钝，后部渐窄，边缘具有不整齐钝齿，叶面多皱。总状花序，花萼钟状，花冠筒状稍弯曲，紫红色，里面常有黄色带紫的条纹，呈二唇形。蒴果卵形，种子多数。

采收加工：秋季采挖，除去芦头、须根及泥沙，鲜用或将地黄缓缓烘焙至约八成干。前者习称"鲜地黄"，后者习称"生地黄"。

别名：山烟、酒壶花、山白菜。

〖 **配伍应用** 〗

血虚血瘀、贫血、月经不调：与当归、白芍、川芎同用，如四物汤（《太平惠民和剂局方》）。

胃火牙痛，咽喉肿痛，口舌生疮：常与玄参、升麻、生石膏等配伍，如清胃散（《脾胃论》）。

温热病热入营血、壮热烦渴、神昏舌绛者：多配玄参、连翘、丹参等药用，如清营汤（《温病条辨》）。

血热吐衄：常与大黄同用，如大黄散（《伤寒总病论》）。

血热便血、尿血：常与地榆同用，如两地丹（《石室秘录》）。

血热崩漏或产后下血不止、心神烦乱：可配益母草用，如地黄酒（《圣惠方》）。

热病伤阴、烦渴多饮：常配麦冬、沙参、玉竹等药用，如益胃汤（《温病条辨》）。

阴虚内热之消渴证：可配山药、黄芪、山茱萸用，如滋饮（《医学衷中参西录》）。

温病津伤、肠燥便秘：可配玄参、麦冬用，如增液汤（《温病条辨》）。

〖 **药膳食疗** 〗

◎ **生地黄粥**

原料：生地黄汁150毫升，陈仓米30克。

制法：先将米淘洗干净，放入锅内加适量清水，煮粥，粥成后加入生地黄汁搅匀即可食用。

用法：每日早、晚分食。

功效：调经止血，安胎。

适用：阴虚发热、消渴、吐血、衄血、血崩、

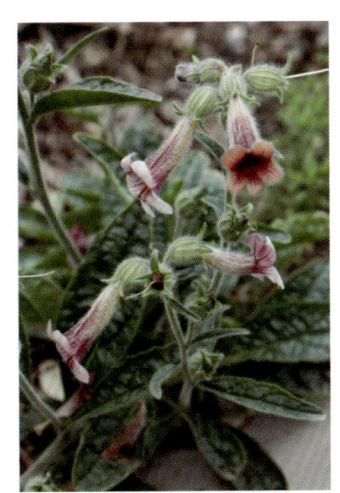

月经不调、胎动不安等。

◎ 生地黄精粥

原料：生地黄、黄精（制）、粳米各30克。

制法：先将前二味水煎取汁，用药汁与粳米煮粥食。

用法：每日早、晚餐温热服。

功效：补虚养血。

适用：热入营血、津伤便秘者。

◎ 生地黄木耳汤

原料：生地黄15克，木耳20克。

制法：生地黄加适量水煎30分钟，取汁，木耳用冷水浸泡后，放入前汁煮至烂熟，加糖适量。

用法：分2次服用，连服5日。

功效：养阴清热，凉血止血。

适用：阴虚发热、吐血衄血者。

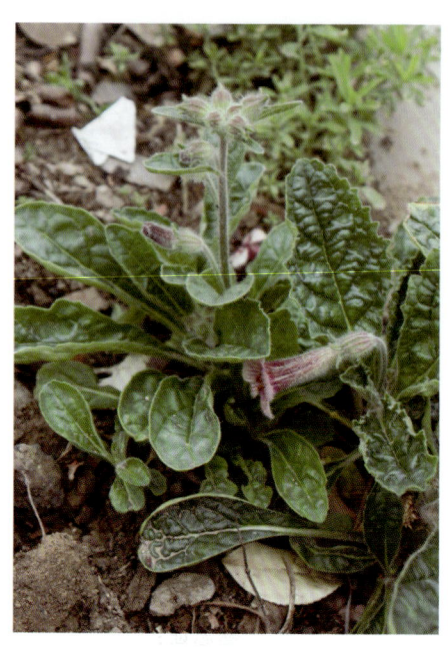

菖蒲 Changpu

【原文】味辛，温。主风寒痹；逆上气；开心孔，补五脏；通九窍，明耳目，出音声。久服轻身，不忘，不迷惑，延年。一名昌阳。生池泽。

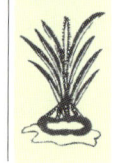

〖今　　释〗

性味归经：辛、苦，温。归心、胃经。

功效主治：开窍豁痰，醒神益智，化湿开胃。用于神昏癫痫，健忘失眠，耳鸣耳聋，脘痞不饥，噤口下痢。

用量用法：3～10克，煎服。鲜品加倍。

使用禁忌：阴虚阳亢，汗多、精滑者慎服。

来源：本品为天南星科植物石菖蒲的干燥根茎。

形态特征：多年生草本。根茎横卧，具分枝，因而植株成丛生状，分枝常被纤维状宿存叶基。叶基生，剑状线形，无中脉，平行脉多数，稍隆起。花茎扁三棱形，肉穗花序圆柱状，佛焰苞片叶状，较短，为肉穗花序长的1～2倍，花黄绿色。浆果倒卵形。

采收加工：秋、冬二季采挖，除去须根及泥沙，晒干。

别名：山菖蒲、药菖蒲、金钱蒲、菖蒲叶、水剑草、香菖蒲。

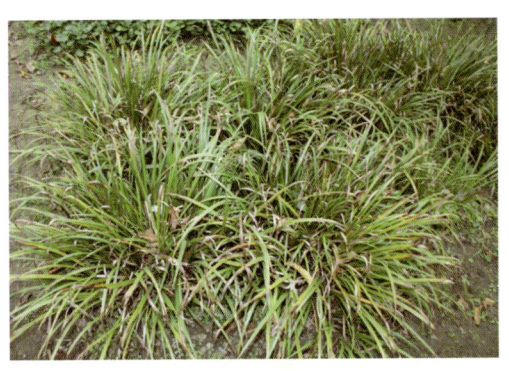
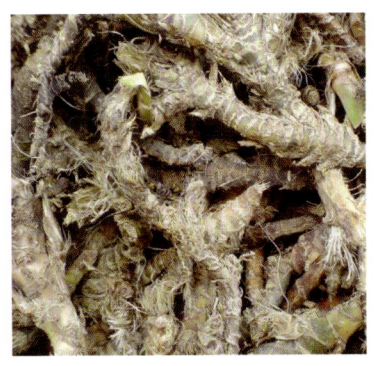

〖 **配伍应用** 〗

脾中风痰迷心窍、神志昏乱、舌强不能语：常与半夏、天南星、橘红等合用，如涤痰汤（《济生方》）。

痰热癫痫抽搐：可与枳实、竹茹、黄连等配伍，如清心温胆汤（《古今医鉴》）。

湿浊蒙蔽、头晕、嗜睡、健忘等症：常与茯苓、远志、龙骨等配伍，如安神定志丸（《医学心悟》）。

心烦、失眠、健忘证：常与人参、茯神、远志等配伍，如不忘散（《证治准绳》）、开心散（《千金方》）。

劳心过度、心神失养之失眠、多梦、心悸怔忡：常与人参、白术、龙眼肉及酸枣仁、茯神、朱砂等配伍，如安神定志丸（《杂病源流犀烛》）。

〖 **药膳食疗** 〗

◎ 菖蒲五味猪肾粥

原料：菖蒲、五味子各15克，粳米100克，葱白、姜丝、盐、味精、麻油各适量。

制法：菖蒲、五味子水煎2次，每次用水600毫升，煎半小时，2次混合，去渣留汁于锅中。再将粳米淘净，猪肾剖开，除去臊腺，洗净切片，葱白洗净切段，和姜丝、盐一起放入，慢熬成粥，下味精，淋麻油，调匀。

用法：分2次空腹服用。

功效：补肾，益智。

适用：肾虚耳鸣、智力减退。

◎ 菖蒲茶

原料：菖蒲3克，红枣肉、酸梅肉各5枚，赤砂糖适量。

制法：将上述前3味加水煎汤，再加入赤砂糖。

用法：代茶饮。

功效：宁心安神。

适用：惊恐、心悸、失眠、健忘、不思饮食等。

远志 Yuanzhi

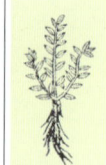

【原文】味苦,温。主逆伤中,补不足,除邪气;利九窍,益智慧,耳目聪明,不忘,强志,倍力。久服轻身不老。叶,名小草。一名棘菀,一名葽绕,一名细草。生川谷。

〖今 释〗

性味归经:苦、辛,温。归心、肾、肺经。

功效主治:安神益智,交通心肾,祛痰,消肿。用于心肾不交引起的失眠多梦、健忘惊悸、神志恍惚,咳痰不爽,疮疡肿毒,乳房肿痛。

用量用法:3~10克,煎服。外用:适量。化痰止咳宜炙用。

使用禁忌:阴虚火旺、脾胃虚弱者以及孕妇慎服。用量不宜过大,以免引起呕恶。

来源:本品为远志科植物远志或卵叶远志的干燥根。

形态特征:多年生矮小草本,高约30厘米,茎丛生,纤细,近无毛。叶互生,线形或狭线形,近无柄。总状花序,花偏向一侧;花绿白色带紫。蒴果扁,倒卵形,边缘有狭翅。种子扁平、黑色、密被白色细茸毛。

采收加工:春、秋二季采挖,除去须根及泥沙,晒干。

别名:棘菀、细草、小鸡腿、小鸡眼、小草根。

〖配伍应用〗

心肾不交之心神不宁、失眠、惊悸等症:常与茯神、龙齿、朱砂等同用,如远志丸(《张氏医通》)。

健忘证:常与人参、茯苓、菖蒲同用,如开心散(《千金方》),若方中再加茯神,即不忘散(《证治准绳》)。

癫痫昏仆、痉挛抽搐者:可与半夏、天麻、全蝎等配伍。

痰多黏稠、咳吐不爽或外感风寒、咳嗽痰多者:常与杏仁、贝母、瓜蒌、桔梗等同用。

痈疽疮毒、乳房肿痛(内服、外用均有疗效):内服可单用为末,黄酒送服;外用可隔水蒸软,加少量黄酒捣烂敷患处。

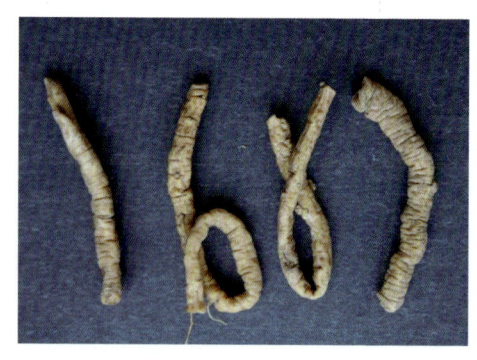

〖药膳食疗〗

◎ 远志枣仁粥

原料:远志肉、炒酸枣仁各10克,粳米50克。

制法:如常法煮粥,粥熟时加入

远志、枣仁稍煮即可。

用法：此粥宜睡前做夜宵服。枣仁不能久炒，否则油枯而失去镇静之效。

功效：补肝，宁心，安神。

适用：心悸、失眠。

◎ 远志莲子粥

原料：远志30克，莲子15克，粳米50克。

制法：将远志泡去心皮，与莲子均研成粉末。再煮粳米粥，候熟，入远志和莲子粉，再煮1～2沸即可。

用法：随意食用。

功效：补中益气，安神益智，聪耳明目。

适用：心脾两虚型失眠、目昏。

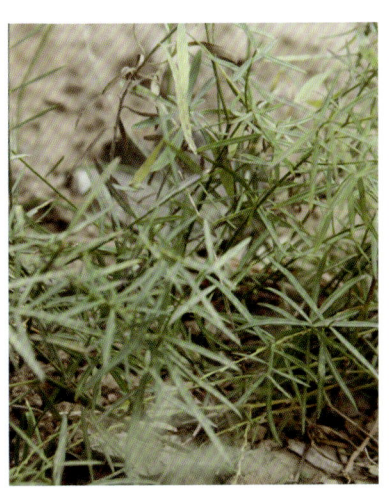

泽泻 Zexie

【原文】味甘，寒。主风寒湿痹；乳难；消水，养五脏，益气力，肥健，久服耳目聪明，不饥，延年，轻身，面生光，能行水上。一名水泻，一名芒芋，一名鹄泻。生池泽。

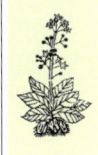

〖今释〗

性味归经：甘、淡，寒。归肾、膀胱经。

功效主治：利水渗湿，泄热，化浊降脂。用于小便不利，水肿胀满，泄泻尿少，痰饮眩晕，热淋涩痛，高脂血症。

用量用法：6～10克，煎服。

使用禁忌：无湿热及肾虚精滑者忌服。

来源：本品为泽泻科植物泽泻的干燥块茎。

形态特征：多年生沼生植物，高50～100厘米。叶丛生，叶柄长达50厘米，基部扩延成中鞘状；叶片宽椭圆形至卵形，长2.5～18厘米，宽1～10厘米，基部广楔形、圆形或稍心形，全缘，两面光滑；叶脉5～7条。花茎由叶丛中抽出，花序通常为大型的轮生状圆锥花序；花两性。瘦果多数，扁平，倒卵形，背部有两浅沟，褐色，花柱宿存。

采收加工：冬季茎叶开始枯萎时采挖，洗净，干燥，除去须根及粗皮。

别名：水泽、日鹅蛋、一枝花、如意花。

〖配伍应用〗

水湿停蓄之水肿、小便不利：常和茯苓、猪苓、桂枝配用，如五苓散（《伤寒论》）。

脾胃伤冷、水谷不分、泄泻不止：与厚朴、苍术、陈皮配用，如胃苓汤（《丹溪心法》）。

痰饮停聚、清阳不升之头目昏眩：配白术同用，如泽泻汤（《金匮要略》）。

湿热淋证：常与木通、车前子等药同用；对肾阴不足，相火偏亢之遗精、潮热，则与熟地黄、山茱萸、牡丹皮同用，如六味地黄丸（《小儿药证直诀》）。

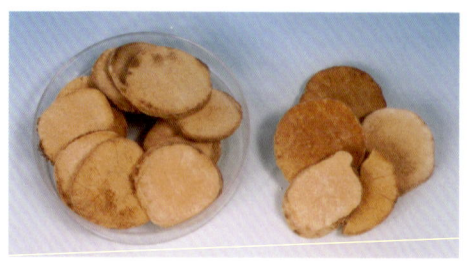

〖**药膳食疗**〗

◎ 泽泻粥

原料：泽泻粉10克，粳米50克。

制法：先将粳米加水500毫升，煮粥。待米开花后，调入泽泻粉，改用小火稍煮数沸即可。

用法：每日2次，温热服食，3日为1个疗程。不宜久食，可间断食用。

功效：健脾渗湿，利水消肿。

适用：水湿停滞、小便不利、水肿、下焦湿热带下、小便淋涩等。

◎ 泽泻乌龙茶

原料：泽泻20克，乌龙茶2克。

制法：将泽泻洗净、晒干或烘干，切碎，放入沙锅中，加适量水，浓煎2次，每次30分钟，合并两次滤汁，备用。将乌龙茶放入有盖杯中，加入适量泽泻药汁，用沸水冲泡，加盖焖10分钟即可饮用。

用法：代茶频频饮用。

功效：利水渗湿减肥。

适用：肥胖症。

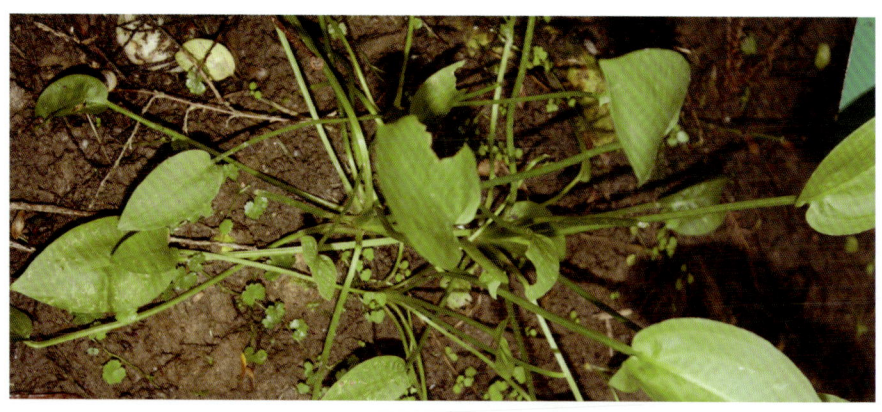

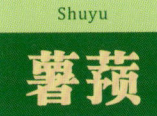
薯蓣 Shuyu

【原文】味甘,温。主伤中,补虚羸,除寒热邪气。补中,益气力,长肌肉。久服耳目聪明,轻身,不饥,延年。一名山芋。生山谷。

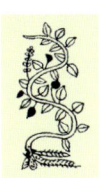

〖今　释〗

性味归经:甘,平。归脾、肺、肾经。

功效主治:补脾养胃,生津益肺,补肾涩精。用于脾虚食少,久泻不止,肺虚喘咳,肾虚遗精,带下,尿频,虚热消渴。麸炒山药补脾健胃,用于脾虚食少,泄泻便溏,白带过多。

用量用法:15~30克,煎服,麸炒可增强补脾止泻作用。

使用禁忌:山药与甘遂不可同食用;也不可与碱性药物同服。大便燥结者不宜食用;另外有实邪者忌食山药。

来源:本品为薯蓣科植物薯蓣的干燥根茎。

形态特征:多年生缠绕性宿根草质藤本。块茎长而粗壮,外皮灰褐色,有须根,茎常带紫色。单叶在茎下部互生,中部以上对生。少数为三叶轮生,叶片三角形至宽卵形或戟形,变异大。花极小,单性,雌雄异株,穗状花序,雄花序直立,聚生于叶腋内。蒴果扁圆形,具三棱翅状,表面被白粉。种子扁圆形,四周有膜质宽翅。

采收加工:冬季茎叶枯萎后采挖,切去根头,洗净,除去外皮及须根,干燥;也有选择肥大顺直的干燥山药,置清水中,浸至无干心,闷透,切齐两端,用木板搓成圆柱状,晒干,打光。习称"光山药"。

别名:山药、土薯、山薯、山芋、玉延。

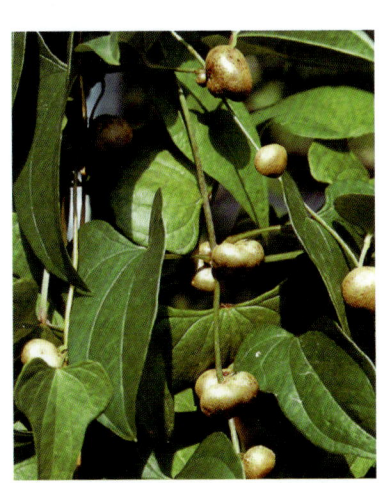

〖配伍应用〗

肾虚小便不利、尿频、遗尿、腰膝冷痛:与熟地黄、山茱萸、熟附子、肉桂等配伍使用。

脾虚带下:常与人参、白术等药同用,如完带汤(《傅青主女科》)。

肺虚咳喘:可与太子参、南沙参等同用。

消渴气阴两虚证:常与黄芪、天花粉、知母等同用,如玉液汤(《医学衷中参西录》)。

〖药膳食疗〗

◎ 山药薏苡粥

原料:生山药、生薏苡仁各60克,柿霜饼24克。

制法:先将山药、薏苡仁捣成粗粒,放入沙锅，加水适量，置灶上，用火煮至烂熟，再将柿霜饼切碎，调入煮好的粥内，搅匀深化即成。

用法：早、晚温热服食。

功效：滋养脾肺，止咳祛痰。

适用：脾肺气虚、饮食懒进、虚劳咳嗽及一切气阴两虚等。

◎ 山药半夏粥

原料：生山药60克，清半夏30克，白糖适量。

制法：水煮清半夏半小时，去渣，加入山药末，再煮粥，加入砂糖少许。

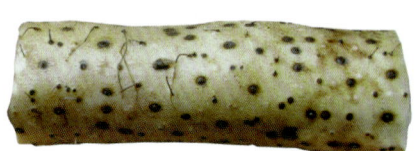

用法：早餐食用。

功效：健脾和胃，降逆止呕。

适用：脾虚气逆、呕吐频繁者。

◎ 山药小豆粥

原料：鲜山药60克，赤小豆50克。

制法：将山药洗净，去皮、毛，断小块，先用水煮赤小豆成半熟，放入山药块，煮至熟烂成粥。

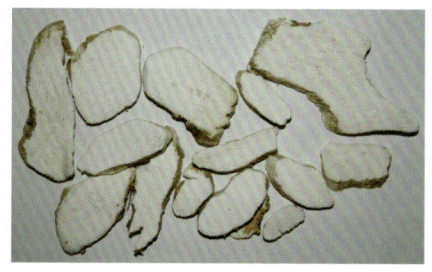

用法：每晨空腹服1次，连服数日。

功效：健脾，利水，止泻。

适用：脾虚不运、水肿、尿少、大便稀、腹胀、体倦、舌淡、苔白等。

菊花 Juhua

【原文】味苦，平。主诸风，头眩，肿痛，目欲脱，泪出；皮肤死肌，恶风湿痹。久服利血气，轻身耐老，延年。一名节华。生川泽及田野。

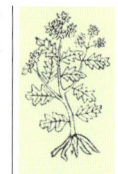

〖今　释〗

性味归经：甘、苦，微寒。归肺、肝经。

功效主治：散风清热，平肝明目，清热解毒。用于风热感冒，头痛眩晕，目赤肿痛，眼目昏花，疮痈肿毒。

用量用法：5～10克，煎服。疏散风热宜用黄菊花，平肝、清肝明目宜用白菊花。

使用禁忌：气虚胃寒、食少泄泻者慎服。

来源：本品为菊科植物菊的干燥头状花序。

形态特征：多年生草本植物，高60～150厘米，茎直立，上部多分枝。叶互生，卵

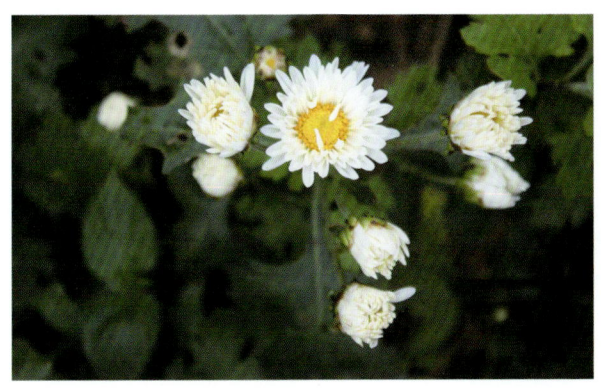
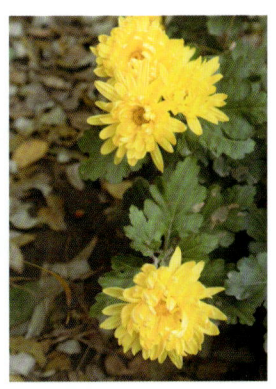

形或卵状披针形,长约5厘米,宽3~4厘米,边缘具有粗大锯齿或深裂成羽状,基部楔形,下面有白色毛茸,具叶柄。头状花序顶生或腋生,直径2.4~5厘米,雌性,白色、黄色或淡红色等;管状花两性,黄色,基部常有膜质鳞片。瘦果无冠毛。

采收加工: 秋末冬初花盛开时采收。各产区都有传统的加工方法。亳菊先将花枝摘下,阴干后再剪花头;滁菊剪下花头后,用硫磺熏蒸,再晒至半干;贡菊直接由新鲜花头烘干;杭菊摘取花头后,上笼蒸3~5分钟后再取出晒干。

别名: 菊华、秋菊、日精、九华、节花、鞠、金蕊、甘菊。

〖 配伍应用 〗

风热感冒、或温病初起、温邪犯肺、发热、头痛、咳嗽等症: 常配伍连翘、薄荷、桔梗等,如桑菊饮(《温病条辨》)。

肝阳上亢、头痛眩晕: 每与石决明、珍珠母、白芍等同用。

肝火上攻而眩晕、头痛,以及肝经热盛、热极动风者: 可与羚羊角、钩藤、桑叶等同用,如羚角钩藤汤(《通俗伤寒论》)。

肝肾精血不足、目失所养、眼目昏花、视物不清: 又常配伍枸杞子、熟地黄、山茱萸等同用,如杞菊地黄丸(《医级》)。

疮痈肿毒: 常与金银花、生甘草同用,如甘菊汤(《揣摩有得集》)。

〖 药膳食疗 〗

◎ 菊花枸杞猪肝粥

原料: 菊花、枸杞各15克,粳米50克,猪肝100克,水800毫升,盐、姜丝、麻油、味精各适量。

制法: 水中加入粳米,大火烧开,小火慢熬至粥将成时,再将菊花、枸杞分别洗净沥干,猪肝洗净切薄片,和姜丝一起放入,继续熬至粥成下盐、味精,淋麻油,调匀。

用法: 分1~2次趁热空腹服用。

功效: 明目,健脾益肾。

适用: 青少年近视眼、肝肾亏虚。

◎ 菊花决明子粥

原料：白菊花瓣10克（洗净），决明子15克，粳米100克，冰糖适量。

制法：先将决明子炒至微香，与洗净的白菊花同入沙锅，加入清水适量，煎至水半量时，去渣留汁，加入淘洗干净的粳米，再加入清水适量和冰糖，用旺火烧开后转用小火熬煮成稀粥。

用法：每日早、晚餐服食。

功效：清肝明目，降火通便。

适用：目赤肿痛、视物昏花及高血压病患者用。

◎ 菊槐二花茶

原料：菊花、槐花各10克。

制法：将上味药放入杯中，加沸水冲泡，加盖，闷10分钟即可饮用。

用法：代茶频饮。

功效：平肝降压，软化血管。

适用：各种高血压病。

◎ 菊花茶

原料：菊花10克，枇杷叶、桑叶各5克。

制法：将上味药研成粗末，用沸水冲泡代茶饮。

用法：代茶频饮。

功效：可防秋燥。

适用：因秋燥犯肺引起的发热、咽干唇燥、咳嗽等。

甘草 Gancao

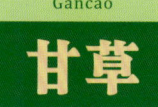

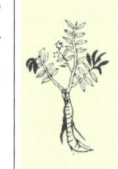

【原文】味甘，平。主五脏六府寒热邪气；坚筋骨，长肌肉，倍力；金疮肿；解毒。久服轻身延年。生川谷。

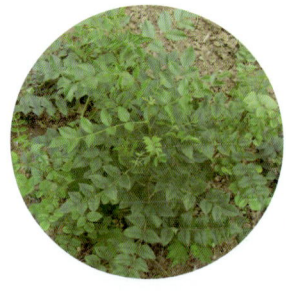

〖今 释〗

性味归经：甘，平。归心、肺、脾、胃经。

功效主治：补脾益气，清热解毒，祛痰止咳，缓急止痛，调和诸药。用于脾胃虚弱，倦怠乏力，心悸气短，咳嗽痰多，脘腹、四肢挛急疼痛，痈肿疮毒，缓解药物毒性、烈性。

用量用法：2～10克，煎服。生用性微寒，可清热解毒；

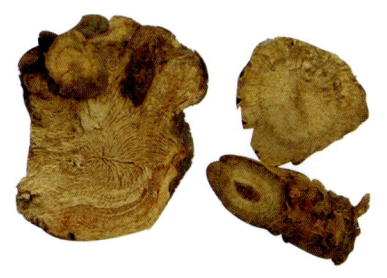

蜜炙药性微温，并可增强补益心脾之气和润肺止咳作用。

使用禁忌：不宜与海藻、京大戟、红大戟、甘遂、芫花同用。

来源：本品为豆科植物甘草、胀果甘草或光果甘草的干燥根及根茎。

形态特征：甘草为多年生草本植物，高30~80厘米，根茎多横走，主根甚发达。外皮红棕色或暗棕色。茎直立，有白色短毛和刺毛状腺体。奇数羽状复叶互生，小叶7~17对，卵状椭圆形，全缘，两面被短毛及腺体。总状花序腋生，花密集。花萼钟状，外被短毛或刺状腺体，花冠蝶形，紫红色或蓝紫色。荚果扁平，呈镰刀形或环状弯曲，外面密被刺状腺毛，种子扁卵圆形，褐色。

采收加工：春、秋二季采挖，除去须根，晒干。

别名：密草、国老、棒草、甜草根、粉甘草、红甘草、甜根子。

〖 配伍应用 〗

伤寒耗伤心气之心悸、脉结代（若属气血两虚）：宜与人参、阿胶、生地黄等品同用，如炙甘草汤（《伤寒论》）。

脘腹、四肢挛急疼痛：与白芍同用，即芍药甘草汤（《伤寒论》）。

热毒疮疡：可单用煎汤浸渍，或熬膏内服。更常与地丁、连翘等配伍。

热毒咽喉肿痛：宜与板蓝根、桔梗、牛蒡子等配伍。

〖 药膳食疗 〗

◎ 甘麦大枣粥

原料：甘草15克，小麦100克，大枣30枚。

制法：将甘草布包，小麦稍捣一下，加水适量，共煮成粥，兑红糖适量即可。

用法：顿食，每日1次，连服5~7剂。

功效：健脾，养心安神。

适用：精神不振，或情志恍惚，情绪易于波动，心中烦乱，睡眠不安等。

◎ 甘麦大枣汤

原料：甘草9克，小麦30克，大枣10枚。

制法：将以上三物水煮去渣。

用法：代茶频饮。

功效：健脾益气，养血补心，除热止渴。

适用：情志恍惚、心中烦乱，睡眠不安等。

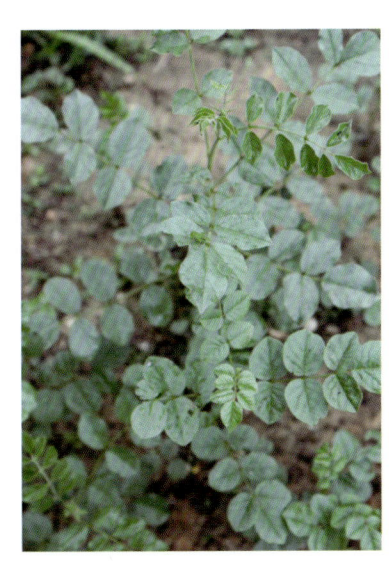

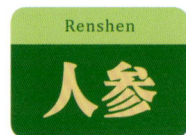

人参 Renshen

【原文】 味甘，微寒。主补五脏，安精神、定魂魄、止惊悸；除邪气；明目，开心益智。久服轻身延年。一名人衔，一名鬼盖。生山谷。

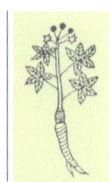

〖今　释〗

性味归经：甘、微苦，微温。归脾、肺、心、肾经。

功效主治：大补元气，复脉固脱，补脾益肺，生津养血，安神益智。用于体虚欲脱，肢冷脉微，脾虚食少，肺虚喘咳，津伤口渴，内热消渴，气血亏虚，久病虚羸，惊悸失眠，阳痿宫冷。

用量用法：3～9克，另煎兑服；也可研粉吞服，每次2克，每日2次。

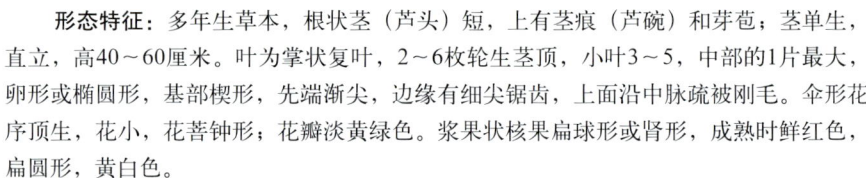

使用禁忌：不宜与藜芦、五灵脂同用。

来源：本品为五加科植物人参的干燥根及根茎。

形态特征：多年生草本，根状茎（芦头）短，上有茎痕（芦碗）和芽苞；茎单生，直立，高40～60厘米。叶为掌状复叶，2～6枚轮生茎顶，小叶3～5，中部的1片最大，卵形或椭圆形，基部楔形，先端渐尖，边缘有细尖锯齿，上面沿中脉疏被刚毛。伞形花序顶生，花小，花萼钟形；花瓣淡黄绿色。浆果状核果扁球形或肾形，成熟时鲜红色，扁圆形，黄白色。

采收加工：多于秋季采挖，洗净经晒干或烘干。栽培的又称"园参"；播种在山林野生状态下自然生长的又称"林下参"，习称"籽海"。

别名：棒锤、山参、园参。

〖配伍应用〗

肺气咳喘、痰多者：常与五味子、苏子、杏仁等同用，如补肺汤（《千金方》）。

脾虚不运常兼湿滞：常与白术、茯苓等配伍，如四君子汤（《和剂局方》）。

脾气虚弱、不能统血、导致长期失血者：常与黄芪、白术等配伍，如归脾汤（《济生方》）；若脾气虚衰、气虚不能生血、以致气血两虚者：可与当归、熟地等配伍，如八珍汤（《正体类要》）。

失眠多梦、健忘：常与酸枣仁、柏子仁等配伍，如天王补心丹（《摄生秘剖》）。

虚喘：常与蛤蚧、五味子、胡桃等同用。

肾阳虚衰、肾精亏虚之阳痿：常与鹿茸等配伍。

热伤气津者：常与知母、石膏同用，如白虎加人参汤（《伤寒论》）。

〖 药膳食疗 〗

◎ 人参粥

原料：人参末3克，粳米100克，冰糖适量。

制法：将人参末与淘洗干净的粳米同入锅中，加水适量，用大火烧开后改用小火慢煮至粥成，加入冰糖调味即可。

用法：秋、冬季当早餐食用。

功效：益元气，补五脏，抗衰老。

适用：元气不足引起的老年体弱、五脏虚衰、久病羸瘦、劳伤亏损、食欲不振、慢性腹泻、发慌气短、失眠健忘、性机能减退等。

◎ 人参麻雀粥

原料：人参3克，麻雀5只，小米50克，盐、黄酒、葱各适量。

制法：将人参切碎，隔水炖，取浓汁。将麻雀去毛及内脏，洗净细切，下锅煸炒，然后加入黄酒，稍煮；加水，加入淘洗干净的小米，先用大火烧开，再改用小火熬煮，待粥熟时兑入人参浓汁，搅匀，加料酒。

用法：每日早餐食用。

功效：益气壮阳，强筋壮骨。

适用：阳虚神疲乏力之人。

◎ 人参枸杞汤

原料：人参3～5克，枸杞子5克，蜂蜜适量。

制法：将上味药水煎煮，服用时加蜂蜜适量即可。

用法：随意饮用。

功效：养肝益气。

适用：慢性肝炎患者。

◎ 人参银耳鸽蛋汤

原料：人参粉2～4克，鸽蛋、水发冬菇各15克，银耳20克，猪精肉30克，鸡汤、盐、鸡油各适量。

制法：将银耳拣净杂质，用热水泡发至松软，鸽蛋打入瓷盘内（勿搅），盘边排好猪肉片、冬菇片，入笼蒸熟，倒入大汤碗内。锅内倒入鸡汤，加盐、银耳烧开，打净浮沫，银耳熟后加入鸡油和人参粉，再烧开，盛入大汤碗内即成。

用法：佐餐食用。

功效：补气血，益阴阳。

适用：病后体虚之人。

石斛 Shihu

【原文】 味甘，平。主伤中；除痹，下气；补五脏虚劳羸瘦，强阴。久服厚肠胃；轻身延年。一名林兰。生山谷。

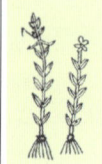

〖 今 释 〗

性味归经： 甘，微寒。归胃、肾经。

功效主治： 益胃生津，滋阴清热。用于热病津伤，口干烦渴，胃阴不足，食少干呕，病后虚热不退，阴虚火旺，骨蒸劳热，目暗不明，筋骨痿软。

用量用法： 6～12克，煎服；鲜品15～30克。

使用禁忌： 热病早期阴未伤者，湿温病未化燥者，脾胃虚寒者（指胃酸分泌过少者），均禁服。

来源： 本品为兰科植物金钗石斛、铁皮石斛或马鞭石斛及其近似种的新鲜或干燥茎。

形态特征： 金钗石斛为多年生附生草本。茎丛生，直立，上部多少回折状，稍扁，基部收窄而圆，具槽纹，多节。叶近革质，矩圆形，先端偏斜状凹缺，叶鞘抱茎。总状花序生于上部节上，基部被鞘状总苞片1对，有花1～4朵，具卵状苞片；花大，下垂，白色，先端带淡紫色或淡红色，唇瓣卵圆形，边缘微波状，基部有1深紫色斑块，两侧有紫色条纹。

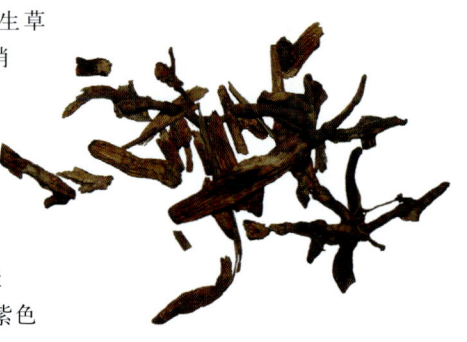

采收加工： 全年均可采收，鲜用者除去根及泥沙干用者采收后，除去杂质。用开水略烫或烘软，再边搓边烘晒，至叶鞘搓净，干燥。铁皮石斛剪去部分须根后，边炒边扭成螺旋形或弹簧状，烘干，习称"铁皮枫斗（耳环石斛）"。

别名： 石兰、吊兰花、金钗石斛。

〖 配伍应用 〗

热病伤津、烦渴、舌干苔黑之证： 常与天花粉、鲜生地黄、麦冬等同用。

胃热阴虚之胃脘疼痛、牙龈肿痛、口舌生疮： 可与生地黄、麦冬、黄芩等同用。

肾阴亏虚、目暗不明者： 常与枸杞子、熟地黄、菟丝子等同用，如石斛夜光丸（《原机启微》）。

肾阴亏虚、筋骨痿软者： 常与熟地黄、山茱萸、杜仲、牛膝等同用。

肾虚火旺、骨蒸劳热者： 宜与生地黄、枸杞子、黄柏、胡黄连等同用。

〖 药膳食疗 〗

◎ 石斛粥

原料：鲜石斛30克，粳米50克，冰糖适量。

制法：将石斛加水，久煎取汁约100毫升，去渣；药液、北粳米、冰糖，一同放入沙锅中，再加水400毫升左右，煮至米开粥稠停火。

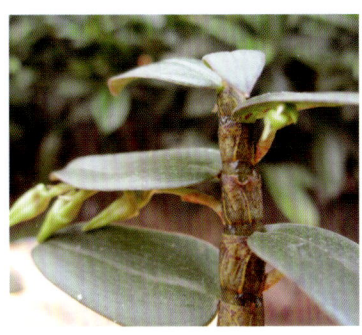

用法：每日2次，稍温顿服。

功效：养胃生津，滋阴清热。

适用：脾胃虚弱者。

◎ 石斛茶

原料：石斛15克，麦冬10克，绿茶叶5克。

制法：将石斛、麦冬和绿茶一并放入茶杯内，开水泡茶。

用法：代茶频饮。

功效：养阴清热，生津利咽。

适用：阴虚胃热、咽干口渴者。

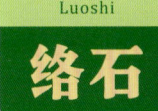

络石 Luoshi

【原文】味苦，温。主风热死肌；痈伤，口干舌焦，痈肿不消；喉舌肿，水浆不下。久服轻身明目，润泽好颜色，不老延年。一名石鲮。生川谷。

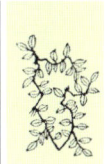

〖 今　释 〗

性味归经：苦，微寒。归心、肝、肾经。

功效主治：祛风通络，凉血消肿。用于风湿热痹，筋脉拘挛，腰膝酸痛，喉痹，痈肿，跌仆损伤。

用量用法：6～12克，煎服。**外用**：适量，鲜品捣敷。

使用禁忌：阳虚畏寒，大便溏薄者禁服。

来源：为夹竹桃科植物络石的干燥带叶藤茎。

形态特征：常绿木质藤本，长达10米，茎圆柱形，有皮孔；嫩枝被黄色柔毛，老时渐无毛。叶对生，革质或近革质，椭圆形或卵状披针形；上面无毛，下面被疏短柔毛。聚伞花序顶生或腋生，二歧，花白色，花柱圆柱状，柱头卵圆形。

采收加工：冬季至次春采割，除去杂质，晒干。

别名：石龙藤、络石藤。

〖 配伍应用 〗

风湿热痹、筋脉拘挛、腰膝酸痛者：每与忍冬藤、秦艽、地龙等配伍；亦可单用酒

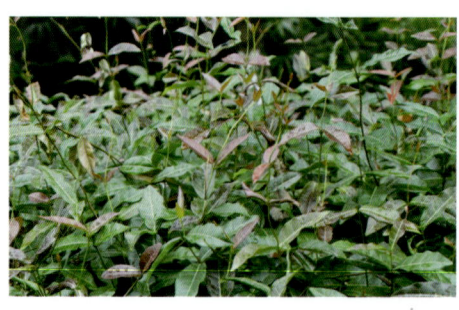 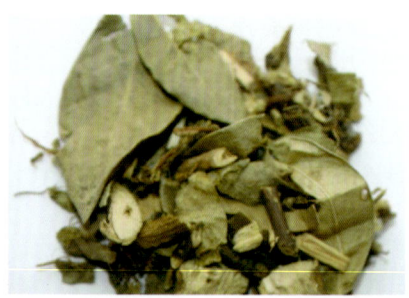

浸服。

热毒之咽喉肿痛、痹塞：以之单用水煎，慢慢含咽（《近效方》）。

痈肿疮毒：与皂角刺、瓜蒌、乳香、没药等配伍，如止痛灵宝散（《外科精要》）。

跌仆损伤、瘀滞肿痛：可与伸筋草、透骨草、红花、桃仁等同用。

〖 **药膳食疗** 〗

◎ 络石藤酒

原料：络石藤24克，当归40克，枸杞子50克，白酒2000毫升。

制法：将上药捣碎，放入酒坛中，倒入白酒，密封坛口，置于阴凉处，经常摇晃，浸泡10日后去渣即成。

用法：每日2次，每次饮服15～30毫升。

功效：祛风通络，凉血消肿。

适用：筋骨酸痛、腰膝无力等。

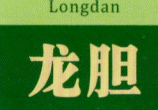

龙胆 Longdan

【原文】味苦，寒。主骨间寒热；惊痫邪气；续绝伤，定五脏；杀蛊毒。久服益智不忘。轻身耐老，一名陵游。生川谷。

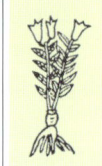

〖 **今　释** 〗

性味归经：苦，寒。归肝、胆经。

功效主治：清热燥湿，泻肝胆火。用于湿热黄疸，阴肿阴痒，带下，湿疹瘙痒，肝火目赤，耳鸣耳聋，胁痛口苦，强中，惊风抽搐。

用量用法：3～6克，煎服。

使用禁忌：脾胃虚寒者不宜用。阴虚津伤者慎用。

来源：本品为龙胆科植物条叶龙胆、龙胆、三花龙胆或坚龙胆的干燥根及根茎。

前三种习称"龙胆",后一种习称"坚龙胆"。

形态特征:龙胆为多年生草本,全株绿色稍带紫色。茎直立,单一粗糙。叶对生,基部叶甚小,鳞片状,中部及上部的叶卵形或卵状披针形,叶缘及叶背主脉粗糙,基部抱茎,主脉3条。无柄的花多数簇生于茎顶及上部叶腋,萼钟形,花冠深蓝色至蓝色,花丝基部有宽翅。蒴果长圆形,种子边缘有翅。

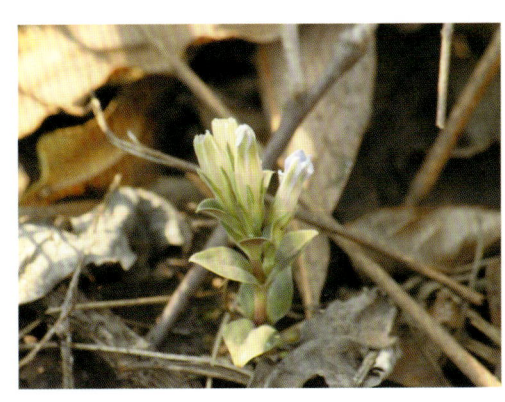

采收加工:春、秋二季采挖,洗净,干燥。

别名:陵游。

〖 **配伍应用** 〗

湿热黄疸:可配苦参用,如苦参丸(《杂病源流犀烛》);或配栀子、大黄、白茅根等用,如龙胆散(《圣惠方》)。

湿热下注、阴肿阴痒、湿疹瘙痒、带下黄臭:常配泽泻、木通、车前子等用,如龙胆泻肝汤(《兰室秘藏》)。

肝火头痛、目赤耳聋、胁痛口苦:配柴胡、黄芩、栀子等用,如龙胆泻肝汤(《兰室秘藏》)。

〖 **药膳食疗** 〗

◎ **龙胆草粥**

原料:龙胆草10克,竹叶20克,白米100克。

制法:先用水煎龙胆草、竹叶,取汁加入白米煮成粥。

用法:代早餐食用。

功效:泻肝降火,清心除烦。

适用:失眠兼急躁易怒、目赤口苦、小便黄、大便秘结,属于肝郁化火者。

◎ **芦荟龙胆茶**

原料:龙胆草、芦荟、川芎各1.8克,半夏、麦冬各3克。

制法:将上药混匀,捣碎成粗末。

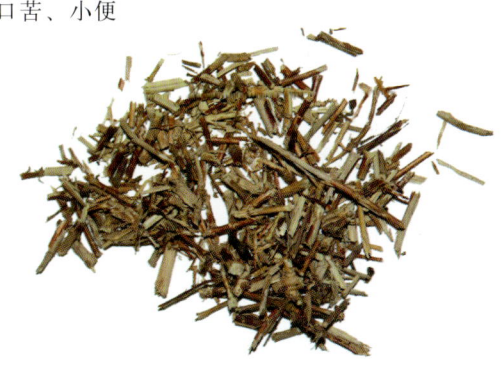

用法:水煎代茶。

功效:清热平肝,滋阴活血。

适用:早期高血压病。

牛膝 Niuxi

【原文】味苦，酸，平。主寒湿痿痹，四肢拘挛，膝痛不可屈；逐血气；伤热火烂；堕胎。久服轻身耐老。一名百倍。生川谷。

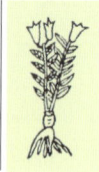

〖今　释〗

性味归经：苦、甘、酸，平。归肝、肾经。

功效主治：逐瘀通经，补肝肾，强筋骨，利尿通淋，引血下行。用于经闭，痛经，腰膝酸痛，筋骨无力，淋症，水肿，头痛，眩晕，牙痛，口疮，吐血，衄血。

用量用法：5～12克，煎服。活血通经、利水通淋、引火（血）下行宜生用；补肝肾、强筋骨宜酒炙用。

使用禁忌：孕妇慎用。

来源：本品为苋科植物川牛膝的干燥根。

形态特征：多年生草本，主根长圆柱形。茎被粗毛，方形有棱角，节处稍膨大如牛的膝盖，节上有对生的分枝。叶为对生，叶片椭圆形或椭圆状披针形，下面浮毛较上面密，全缘。花瓣白色，由多数复聚伞花序集成花球团，干后不成暗褐色；先端成刺或钩，聚伞状花序能育花居中，不育花居两侧，花的花被片变成钩状芒刺。胞果呈椭圆状倒卵形，暗灰色。

采收加工：秋、冬二季采挖，除去芦头、须根及泥沙，烘或晒至半干，堆放回润，再烘干或晒干。

别名：甜川牛膝、甜牛膝、大牛膝、白牛膝、拐牛膝。

〖配伍应用〗

瘀阻经闭、痛经、月经不调、产后腹痛：常配当归、桃仁、红花，如血府逐瘀汤（《医林改错》）。

跌打损伤、腰膝瘀痛：与续断、当归、乳香、没药等同用，如舒筋活血汤（《伤科补要》）。

腰膝酸痛、下肢痿软：可配伍杜仲、续断、补骨脂等同用，如续断丸（《扶寿精方》）。

痹痛日久、腰膝酸痛：常配伍独活、桑寄生等，如独活寄生汤（《千金方》）。

水肿、小便不利：常配生地黄、泽泻、车前子，如加味肾气丸（《济生方》）。

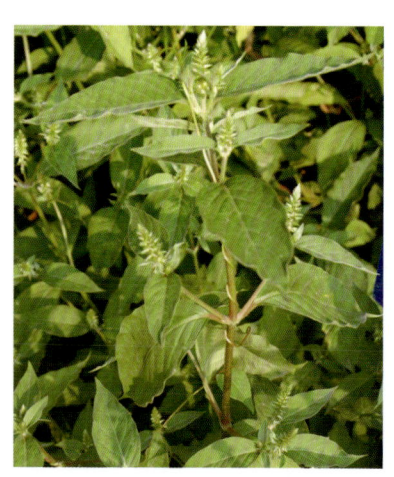

胃火上炎之齿龈肿痛、口舌生疮：可配生地黄、石膏、知母等同用，如玉女煎（《景岳全书》）。

〖 药膳食疗 〗

◎ 川牛膝炖猪蹄

原料：川牛膝15克，猪蹄2只，黄酒80毫升。

制法：猪蹄刮净去毛，剖开两边后切成数小块，与牛膝一起放入大炖盅内，加水500毫升，隔水炖至猪蹄熟烂，去牛膝。

用法：食猪蹄肉、喝汤。

功效：活血通经及美肤。

适用：妇女气滞血瘀型闭经。

◎ 牛膝大豆酒

原料：牛膝、生地黄、大豆各500克。

制法：上味拌匀，同蒸，熟后倾出，绢囊贮，以酒15000毫升浸经宿。

用法：每服30～50毫升，空心日午夜卧温服。

功效：祛风除湿。

适用：久患风湿痹、筋挛膝痛、兼理胃气结聚、止毒热。

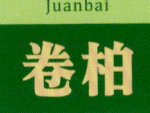

卷柏 Juanbai

【原文】味辛，温。主五脏邪气；女子阴中寒热痛；癥；血闭绝子。久服轻身，和颜色。一名万岁。生山谷。

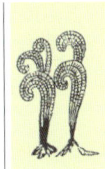

〖 今　释 〗

性味归经：辛，平。归肝、心经。

功效主治：活血通经。用于经闭痛经，癥瘕痞块，跌仆损伤。卷柏炭化瘀止血。用于吐血，崩漏，便血，脱肛。

用量用法：5～10克，煎服。

使用禁忌：孕妇慎用。

来源：本品为卷柏科植物卷柏或垫状卷柏的干燥全草。

形态特征：多年生草本，高5～18厘米，主茎直立，常单一，茎部着生多数须根；上部轮状丛生，多数分枝，枝上再作数次两叉状分枝。叶鳞状，有中叶与侧叶之分，密集覆瓦状排列，中叶两行较侧叶略窄小，表面绿色，叶边具无色膜质缘，先端渐尖成无色长芒。孢子囊单生于孢子叶之叶腋，雌雄同株，排列不规则，大孢子囊黄色，内有4个黄色大孢子。小孢子囊桔黄色，内涵多数桔黄色小孢子。

采收加工：全年均可采收，除去须根及泥沙，晒干。

别名：一把抓、老虎爪、长生草、万年松、九死还魂草。

〖 配伍应用 〗

咳血、崩漏、内痔便血：单用或与地榆配伍使用。

烫伤：卷柏研末，茶油调涂。

〖 药膳食疗 〗

◎ 卷柏芹菜鸡蛋汤

原料：鲜卷柏、鲜芹菜各30克，鸡蛋2个。

制法：鸡蛋煮熟去壳置瓦锅，放入芹菜、卷柏，加清水浸没药渣，煮熟后去药渣。

用法：吃蛋饮汤，每日1剂，连服2～3剂。

功效：调经止血。

适用：月经过多、功能性子宫出血。

◎ 卷柏猪蹄汤

原料：生卷柏5克，猪蹄250克，调味品适量。

制法：将卷柏洗净，用纱布包裹，猪蹄洗净，掰成块，与卷柏一同放入锅中，加水炖煮至熟烂。去掉卷柏包，根据个人口味加入调味品适量即可。

用法：每日1次，连食8～10日。

功效：补筋骨，祛风湿，活血化瘀。

适用：解除产后骨节酸痛。

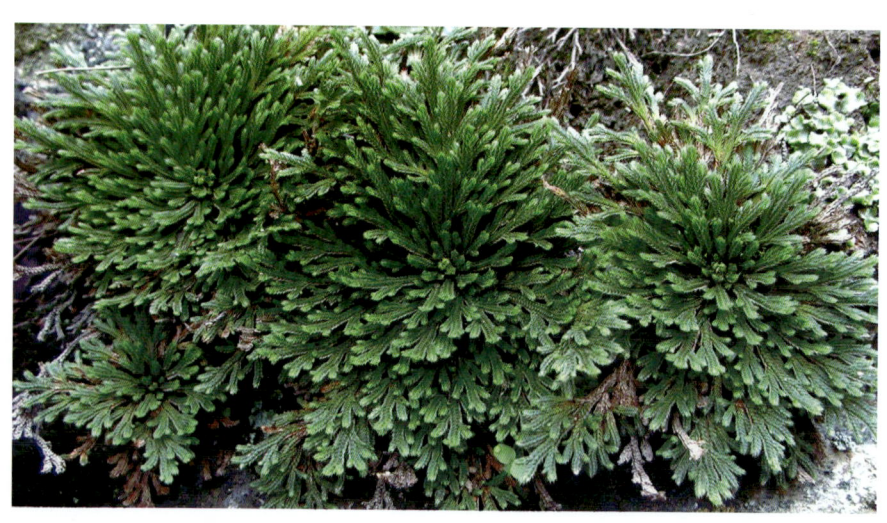

杜仲 Duzhong

【原文】味辛,平。主腰脊痛;补中益精气,坚筋骨,强志;除阴下痒湿,小便余沥。久服轻身,耐老。一名思仙。生山谷。

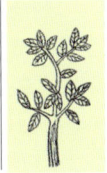

性味归经:甘,温。归肝、肾经。

功效主治:补肝肾,强筋骨,安胎。用于肝肾不足,腰膝酸痛,筋骨无力,头晕目眩,妊娠漏血,胎动不安。

用量用法:6~10克,煎服。

使用禁忌:阴虚火旺者慎服。

来源:本品为杜仲科植物杜仲的干燥树皮。

形态特征:落叶乔木,高达20米。树皮和叶折断后均有银白色细丝。叶椭圆形或椭圆状卵形,先端长渐尖,基部圆形或宽楔形,边缘有锯齿。花单性,雌雄异株,无花被,先叶或与叶同时开放,单生于小枝基部。翅果长椭圆形而扁。长约3.5厘米,先端凹陷,种子1粒。

采收加工:4~6月剥取,刮去粗皮,堆置"发汗",至内皮呈紫褐色,晒干。

别名:思仙、木绵、思仲、丝连皮、玉丝皮、扯丝片、丝楝树皮。

〖 配伍应用 〗

肾虚腰痛及各种腰痛:常与胡桃肉、补骨脂同用,如青娥丸(《和剂局方》)。

风湿腰痛冷重:与独活、桑寄生、细辛等同用,如独活寄生汤(《千金方》)。

外伤腰痛:与川芎、桂心、丹参等同用,如杜仲散(《圣惠方》)。

妇女经期腰痛:与当归、川芎、芍药等同用。

胎动不安:单用有效,亦可与桑寄生、续断、阿胶、菟丝子等同用,如杜仲丸(《圣济总录》)。

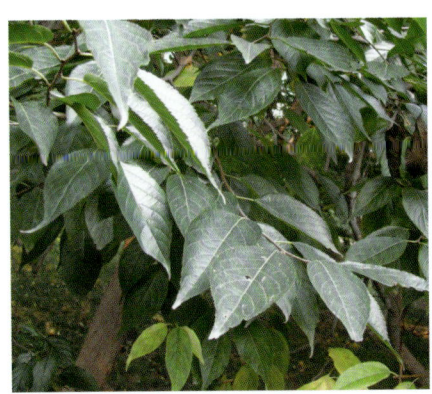
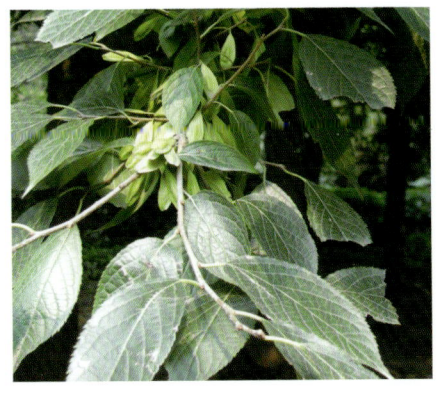

胎动不安：单用本品为末，枣肉为丸。

习惯性堕胎：以之与续断、山药同用（《简便单方》）。

〖 药膳食疗 〗

◎ 杜仲鹌鹑汤

原料：杜仲、山药各30克，枸杞子15克，生姜5克，鹌鹑3只，红枣10枚，盐适量。

制法：鹌鹑去毛、内脏，与杜仲、山药、枸杞子、红枣同煮2～3小时，加盐调味即可。

用法：每日分2次服食。

功效：补益肝肾，强壮筋骨。

适用：肝肾不足之腰膝软弱无力。

◎ 杜仲荷叶煨猪肾

原料：杜仲末10克，猪腰子1枚，荷叶1张。

制法：猪腰子1枚切片，以椒盐淹去腥水，入杜仲末10克在内，荷叶包之，煨熟为度。

用法：适量食之，酒下。

功效：补水脏。

适用：肾虚腰痛。

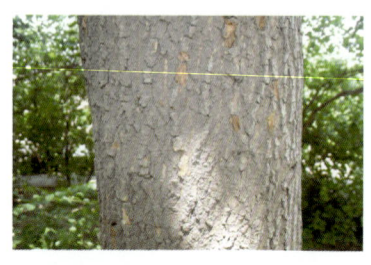

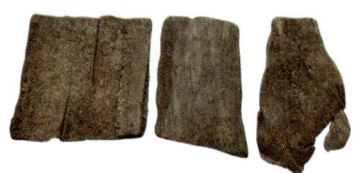

细辛 Xixin

【原文】味辛，温。主逆；头痛脑动；百节拘挛，风湿痹痛死肌。久服明目，利九窍，轻身长年。一名小辛。生川谷。

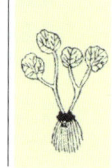

〖 今 释 〗

性味归经：辛，温。归心、肺、肾经。

功效主治：祛风散寒，祛风止痛，通窍，温肺化饮。用于风寒感冒，头痛，牙痛，鼻塞流涕，鼻衄，鼻渊，风湿痹痛，痰饮喘咳。

用量用法：1～3克，煎服。散剂每次服0.5～1克。**外用**：适量。

使用禁忌：不宜与藜芦同用。

来源：本品为马兜铃科植物北细辛、汉城细辛或华细辛的根及根茎。前二种习称"辽细辛"。

形态特征：北细辛，多年生草本，高10～25厘米，根茎横走，生有多数细长的根。叶基生，1～3片，心形至肾状心形，全缘，两面疏生短柔毛或近于无毛。花单生于叶腋，接近地面，花被钟形，或壶形，污紫色，顶端裂片由基部向下反卷，先端急尖。蒴

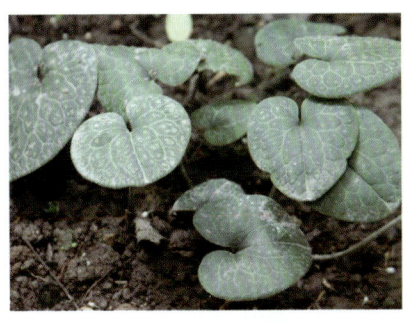

果肉质，半球形。

采收加工：夏季果熟期或初秋采挖，除净地上部分和泥沙，阴干。

别名：小辛、细草、少辛、独叶草、金盆草、山人参。

〖 **配伍应用** 〗

风寒感冒而见鼻塞流涕者：常配伍白芷、苍耳子等同用。

外感风邪、偏正头痛：常与川芎、白芷、羌活同用，如川芎茶调散（《太平惠民和剂局方》）。

风冷头痛：配伍川芎、麻黄、附子，如细辛散（《普济方》）。

风冷牙痛：可单用细辛或与白芷、荜茇煎汤含漱。

胃火牙痛者：又当配伍生石膏、黄连、升麻等。

龋齿牙痛者：可配杀虫止痛之蜂房煎汤含漱。

风寒湿痹、腰膝冷痛：常配伍独活、桑寄生、防风等，如独活寄生汤（《备急千金要方》）。

鼻渊等鼻科疾病之鼻塞、流涕、头痛者：宜与白芷、苍耳子、辛夷等配伍。

〖 **药膳食疗** 〗

◎ 细辛粥

原料：细辛3克，大米100克。

制法：将细辛择净，放入锅中，加清水适量，浸泡5～10分钟后，水煎取汁，加大米煮为稀粥。

用法：每日1～2剂，连续2～3日。

功效：祛风散寒，温肺化饮，宣通鼻窍。

适用：外感风寒头痛、身痛、牙痛、痰饮咳嗽、痰白清稀、鼻塞等。

◎ 细辛茶

原料：细辛3克。

制法：将细辛放入有盖杯中，用沸水冲泡，加盖，焖15分钟即可开始饮用。

用法：代茶饮服，一般可冲泡3～5次。

功效：补肾壮阳。

适用：对寒滞肝脉型阳痿尤为适宜。

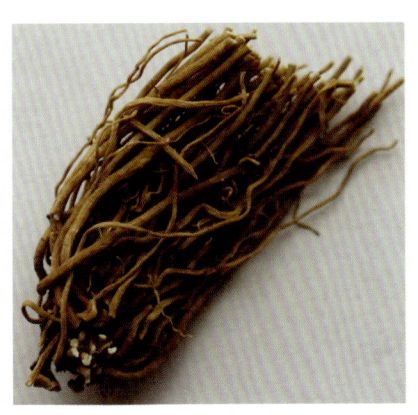

独活 Duhuo

【原文】味苦,平。主风寒所击;金疮止痛;贲豚;痫痓;女子疝瘕。久服轻身耐老。一名羌活,一名羌青,一名护羌使者。生川谷。

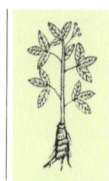

〖今 释〗

性味归经:辛、苦,微温。归肾、膀胱经。

功效主治:祛风除湿,通痹止痛。用于风寒湿痹,腰膝疼痛,少阴伏风头痛,风寒挟湿头痛。

用量用法:3～10克,煎服。外用:适量。

使用禁忌:阴虚血燥者慎服。

来源:本品为伞形科植物重齿毛当归的干燥根。

形态特征:多年生草本。根粗大,多分枝。茎直立,带紫色,有纵沟纹。基生叶和茎下部叶的叶柄细长,基部成宽广的鞘。两面均被短柔毛,边缘有不整齐的重锯齿。复伞形花序顶生或侧生,密被黄色短柔毛。双悬果背部扁平,长圆形,侧棱翅状。

采收加工:春初苗刚发芽或秋末茎叶枯萎时采挖,除去须根及泥沙,烘至半干,堆置2～3日,发软后再烘至全干。

别名:大活、山独活、香独活、川独活、肉独活、巴东独活。

〖配伍应用〗

外感受风寒湿邪的风寒湿痹,肌肉、腰背、手足疼痛:常与当归、白术、牛膝等同用,如独活汤(《活幼新书》)。

痹证日久正虚、腰膝酸软、关节屈伸不利者:与桑寄生、杜仲、人参等配伍,如独活寄生汤(《千金方》)。

外感风寒挟湿所致的头痛头重、一身尽痛:多配羌活、藁本、防风等,如羌活胜湿汤(《内外伤辨惑论》)。

风扰肾经、伏而不出之少阴头痛:与细辛、川芎等相配,如独活细辛汤(《症因脉治》)。

〖药膳食疗〗

◎ 独活黑豆汤

原料:独活10克,黑豆60克,江米酒30毫升。

制法:将黑豆泡发洗净,连泡发水一起加入沙锅;另加适量清水,放入独活煮开;煮至黑豆熟烂,加米酒少许调匀即可。

用法:佐餐食用。

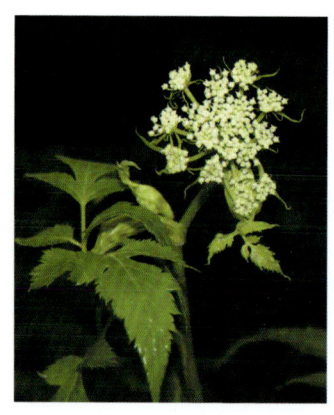

功效：祛风止痛，通经络，活血。

适用：患脑血管疾病后遗肢体强直、瘫痪、活动不灵、语言障碍等。

◎ 独活酒

原料：独活300克，白酒2500毫升。

制法：将独活放入酒坛，倒入白酒，密封坛口，浸泡10日后即成。

用法：每日3次，每次空腹温饮15～20毫升。

功效：祛风湿，止痛。

适用：腰膝酸软、腿脚沉重疼痛。

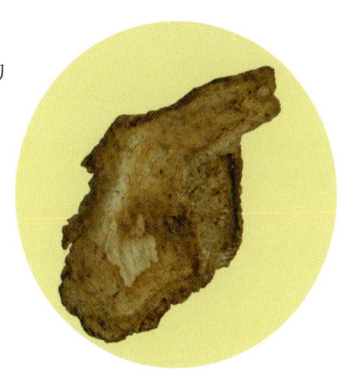

柴胡 Chaihu

【原文】味苦，平。主心腹肠胃中结气，饮食积聚；寒热邪气；推陈致新。久服轻身明目，益精。一名地薰。生川谷。

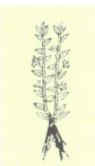

〖今 释〗

性味归经：辛，苦，微寒。归肝、胆、肺经。

功效主治：疏散退热，疏肝解郁，升举阳气。用于感冒发热，寒热往来，胸胁胀痛，月经不调，子宫脱垂，脱肛。

用量用法：3～10克，煎服。解表退热宜生用，且用量宜稍重，疏肝解郁宜醋炙，升阳可生用或酒炙，其用量均宜稍轻。

使用禁忌：肝阳上亢，肝风内动，阴虚火旺及气机上逆者忌用或慎用。

来源：本品为伞形科植物柴胡或狭叶柴胡的干燥根。按性状不同，分别习称"北柴胡"及"南柴胡"。

形态特征：柴胡为多年生草本植物。主根圆柱形，有分歧。茎丛生或单生，实心，上部多分枝略呈"之"字形弯曲。基生叶倒披针形或狭椭圆形，早枯；中部叶倒披针形或宽条状披针形，长3～11厘米，下面具有粉霜。复伞形花序腋生兼顶生，花鲜黄色。双悬果椭圆形，棱狭翅状。

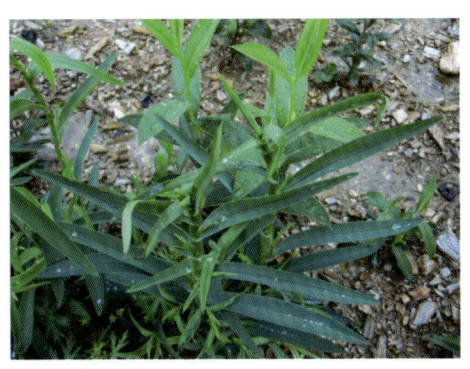

采收加工：春、秋二季采挖，除去茎叶及泥沙，干燥。

别名：地薰、芷胡、山菜、菇草、柴草。

〖 配伍应用 〗

外风寒感冒、恶寒发热、头身疼痛：常与防风、生姜等配伍，如正柴胡饮（《景岳全书》）。

风热感冒、发热、头痛等症：可与菊花、薄荷、升麻等同用。

胸胁苦满、口苦咽干、目眩：常与黄芩同用，以清半表半里之热，共收和解少阳之功，如小柴胡汤（《伤寒论》）。

肝失疏泄、气机郁阻所致的胸胁或少腹胀痛、情志抑郁、妇女月经失调、痛经等症：常与香附、川芎、白芍同用，如柴胡疏肝散（《景岳全书》）。

脘腹重坠作胀、食少倦怠、久泻脱肛、子宫下垂、肾下垂等脏器脱垂：常与人参、黄芪、升麻等同用，以补气升阳，如补中益气汤（《脾胃论》）。

〖 药膳食疗 〗

◎ 柴胡粥

原料：柴胡10克，大米100克，白糖适量。

制法：将柴胡择净，放入锅中，加清水适量，水煎取汁，加大米煮粥，待熟时调入白糖，再煮一、二沸即成。

用法：每日1～2剂，连续3～5日。

功效：和解退热，疏肝解郁，升举阳气。

适用：外感发热、少阳寒热往来、肝郁气滞所致的胸胁乳房胀痛、月经不调、痛经、脏器下垂等。

◎ 柴胡青叶粥

原料：柴胡、大青叶各15克，粳米30克，白糖适量。

制法：将柴胡、大青叶同放入锅内加水适量煎煮，去渣取汁，用药汁煮粳米成粥，放入白糖调匀。

用法：每日1次，6日为1个疗程。

功效：疏肝清热。

适用：带状疱疹患者。

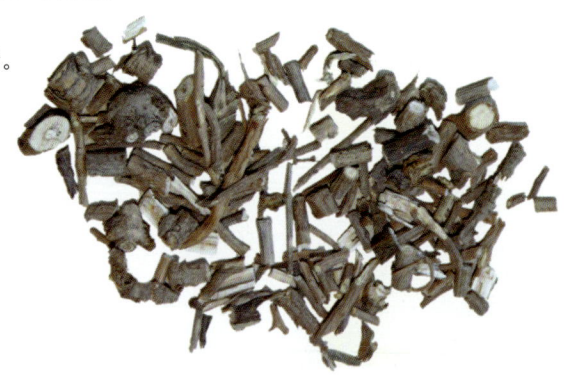

酸枣 Suanzao

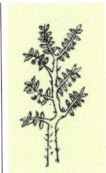

【原文】 味酸,平。主心腹寒热邪结气聚;四肢酸疼湿痹。久服安五脏,轻身延年。生川泽。

〖 今 释 〗

性味归经:甘、酸,平。归肝、胆、心经。

功效主治:养心补肝,宁心安神,敛汗,生津。用于虚烦不眠,惊悸多梦,体虚多汗,津伤口渴。

用量用法:10~15克,煎服。研末吞服,每次1.5~2克。本品炒后质脆易碎,便于煎出有效成分,可增强疗效。

使用禁忌:凡有实邪郁火及患有滑泄症者慎服。

来源:本品为鼠李科植物酸枣的干燥成熟种子。

形态特征:落叶灌木或小乔木,枝上有两种刺:一为针状直形,长1~2厘米;一为向下反曲,长约5毫米。单叶互生,叶片椭圆形至卵状披针形,托叶细长,针状。花黄绿色,2~3朵簇生叶腋,花梗极短。核果近球形,先端尖,具果柄,熟时暗红色。

采收加工:秋末冬初采收成熟果实,除去果肉及核壳,收集种子,晒干。

别名:刺枣、山枣。

〖 配伍应用 〗

心肝阴血亏虚、心失所养、神不守舍之心悸、怔忡、健忘、失眠、多梦、眩晕等症:常与当归、白芍、何首乌、龙眼肉等药配伍。

肝虚有热之虚烦不眠:常与知母、茯苓、川芎等同用,如酸枣仁汤(《金匮要略》)。

心脾气血亏虚、惊悸不安、体倦失眠者:与黄芪、当归、党参等配伍应用,如归脾汤(《校注妇人良方》)。

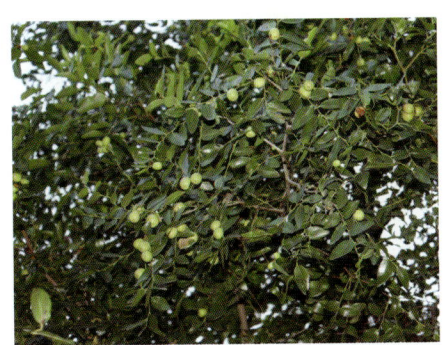

心肾不足、阴亏血少、心悸失眠、健忘梦遗者:与麦冬、生地、远志等合用,如天王补心丹(《摄生秘剖》)。

体虚自汗、盗汗:与五味子、山茱萸、黄芪等同用。

〖 **药膳食疗** 〗

◎ 酸枣茱萸粥

原料:酸枣仁15克,山茱萸肉15~20克,粳米100克,白糖适量。

制法:先将山茱萸肉洗净去核,再

与酸枣仁共煎，取汁去渣，与粳米同煮粥，待粥将熟时，加入白糖稍煮即可。

用法：每日1～2次，10日为1疗程。

功效：滋补肝肾，养心安神。

适用：妇女更年期综合症及肝肾不足所致的夜寐不安、面部潮红、手足心热、头晕耳鸣、带下、遗尿、小便频数等。

◎ 枣仁粥

原料：酸枣仁60克，粳米400克。

制法：将酸枣仁炒熟，放入锅内，加清水适量，煎熬15～20分钟，取出枣仁，留药汁备用，将粳米洗净，与药汁一起放入锅中，用大火煮20分钟后，改小火煮至熟烂即可。

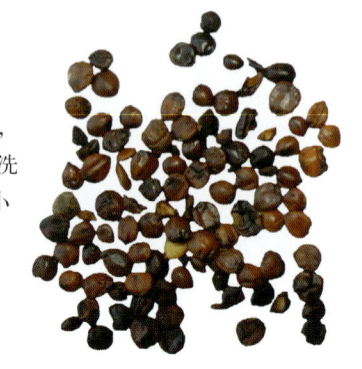

用法：早、晚服食。

功效：健脾安神。

适用：虚烦不眠、惊悸多梦、体虚多汗者。

枸杞 Gouqi

【原文】味苦，寒。主五内邪气，热中消渴；周痹，久服坚筋骨，轻身耐老。一名杞根，一名地骨，一名枸忌，一名地辅。生平泽。

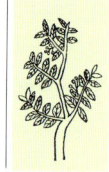

〖 今　　释 〗

性味归经：甘，平。归肝、肾经。

功效主治：滋补肝肾，益精明目。用于虚劳精亏，腰膝酸痛，眩晕耳鸣，阳痿遗精，内热消渴，血虚萎黄，目昏不明。

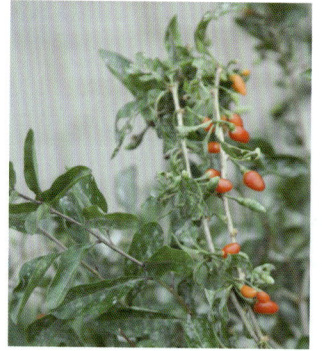

用量用法：6～12克，煎服。

使用禁忌：外邪实热，脾虚有湿及泄泻者忌服。

来源：为茄科植物宁夏枸杞的果实。

形态特征：为灌木或小乔木状。主枝数条，粗壮，果枝细长，先端通常弯曲下盘，外皮淡灰黄色，刺状枝短而细，生于叶腋。叶互生或丛生于短枝上。叶片披针形或卵状长圆形，花腋生，花冠漏斗状，粉红色或深紫红色。果实熟时鲜红，种子多数。

采收加工：夏、秋季果实呈橙红色时采收，晾至皮皱后，再曝晒至外皮干硬、果肉柔软，除去果梗。

别名：西枸杞、白刺、山枸杞、白疙针。

〖 配伍应用 〗

精血不足所致的视力减退、内障目昏、头晕目眩、腰膝酸软、遗精滑泄、耳聋、牙齿松动、须发早白、失眠多梦以及肝肾阴虚,潮热盗汗、消渴等:可单用,或与补肝肾、益精补血之品配伍,如《寿世保元》枸杞膏单用本品熬膏服。

肝肾阴虚或精亏血虚之两目干涩、内障目昏:常与熟地黄、山茱萸、山药、菊花等同用,如杞菊地黄丸(《医级》)。

〖 药膳食疗 〗

◎ 枸杞粥

原料:枸杞子30克,大米60克。

制法:先将大米煮成粥,然后加枸杞子再煮5分钟即可。

用法:每日1~2次,每次1碗,可常服。

功效:滋补肝肾,明目养脑。

适用:肝肾阴虚引起的头晕目涩、腰膝酸软等。

◎ 枸杞萝卜羊肉汤

原料:枸杞子15克,羊肉500克,胡萝卜1000克,生姜20克,葱、盐、花椒、味精各适量。

制法:将胡萝卜洗净,去皮,切块;羊肉去筋膜,洗净,入沸水中氽一下去除血水,切块;生姜洗净切片。将萝卜、羊肉、枸杞子、生姜同入沙锅,加适量水炖煮,先武火烧沸,再用文火炖煮至羊肉熟烂后,加入各调料适量即成。

用法:佐餐用,每日1~2次。

功效:强身健体,补肾壮阳。

适用:肾阳虚引起的腰膝酸软、阳痿遗精者。

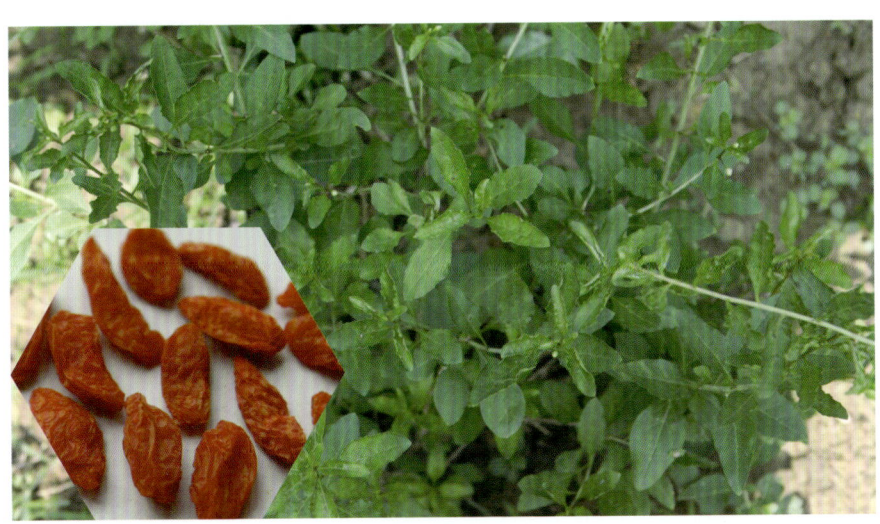

薏苡仁 Yiyiren

【原文】味甘，微寒。主筋急拘挛，不可屈伸，风湿痹；下气；久服轻身益气。其根，下三虫。一名解蠡。生平泽及田野。

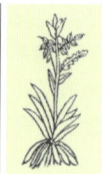

〖今　释〗

性味归经：甘、淡、凉。归脾、胃、肺经。

功效主治：利水渗湿，健脾止泻，除痹，排脓，解毒散结。用于水肿，脚气，小便不利，脾虚泄泻，湿痹拘挛，肺痈，肠痈，赘疣，癌肿。

用量用法：9～30克，煎服。清利湿热宜生用，健脾止泻宜炒用。

使用禁忌：孕妇慎用。

来源：本品为禾本科植物薏苡的干燥成熟种仁。

形态特征：多年生草本，高1～1.5米。叶互生，线形至披针形。花单性同株，成腋生的总状花序。颖果圆珠形。

采收加工：秋季果实成熟时采割植株，晒干，打下果实，再晒干，除去外壳、黄褐色种皮及杂质，收集种仁。

别名：苡米、薏米、苡仁、米仁、土玉米、回回米、六谷子、薏珠子。

〖配伍应用〗

脾虚湿盛之水肿腹胀、小便不利：多与茯苓、白术、黄芪等同用，如（《独行方》）与郁李仁汁煮饭服食。

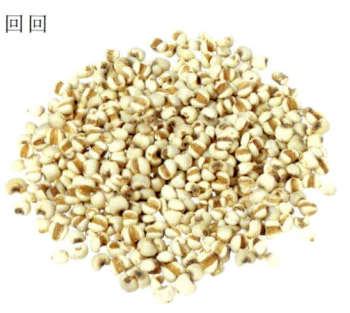

脚气浮肿：可与防己、木瓜、苍术同用。

脾虚湿盛之泄泻：常与人参、茯苓、白术等合用，如参苓白术散（《和剂局方》）。

湿痹而筋脉挛急疼痛者：与独活、防风、苍术同用，如薏苡仁汤（《类证治裁》）。

肺痈胸痛、咳吐脓痰：常与苇茎、冬瓜仁、桃仁等同用，如苇茎汤（《千金方》）。

肠痈：可与附子、败酱草、丹皮合用，如薏苡附子败酱散（《金匮要略》）。

〖药膳食疗〗

◎ 冬瓜薏仁粥

原料：薏苡仁50克，冬瓜150克。

制法：将冬瓜切成小块，与薏苡仁加水共煮，至熟为度。

用法：早餐食用。

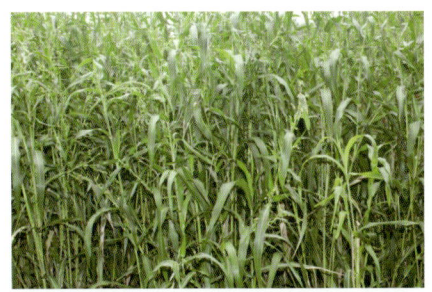

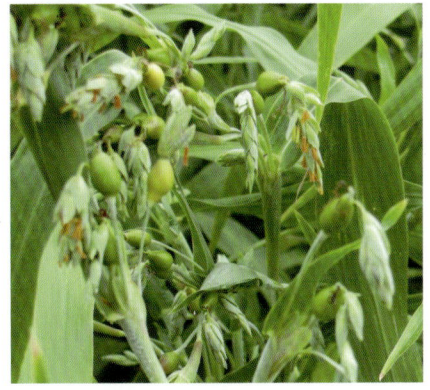

功效：健脾利湿，消脂减肥。
适用：肥胖症和减肥、健美。

◎ 绿豆薏仁粥
原料：薏苡仁80克，绿豆50克。
制法：将绿豆及薏仁入沙锅内，加水适量，置武火上煮沸，改文火熬，待其烂熟成粥即成。
用法：早餐食用。
功效：清热解毒，凉血止血。
适用：血热或湿热内蕴所致的小儿紫癜。

◎ 薏苡仁白糖粥
原料：薏苡仁50克，白糖、水各适量。
制法：薏苡仁加适量水以文火煮成粥，加白糖适量搅匀。
用法：早餐食用。
功效：健脾补肺，清热利湿。
适用：扁平疣、青春疙瘩等。

车前子 Cheqianzi

【原文】味甘，寒。主气癃，止痛，利水道小便；除湿痹。久服轻身耐老。一名当道。生平泽。

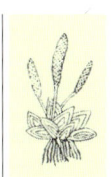

〖今 释〗

性味归经：甘，寒。归肝、肾、肺、小肠经。
功效主治：清热利尿通淋，渗湿止泻，明目，祛痰。用于热淋涩痛，水肿胀满，暑湿泄泻，目赤肿痛，痰热咳嗽。
用量用法：9～15克，煎服，宜包煎。
使用禁忌：凡内伤劳倦，阳气下陷，肾虚精滑及内无湿热者，慎服。
来源：本品为车前科植物车前或平车前的干燥成熟种子。
形态特征：叶丛生，直立或展开，方卵形或宽卵形，长4～12厘米，宽4～9厘米，全缘或有不规则波状浅齿，弧形脉。花茎长20～45厘米，顶生穗状花序。蒴果卵状圆锥形，周裂。

采收加工：夏、秋二季种子成熟时采收果穗，晒干，搓出种子，除去杂质。

别名：车前实、虾蟆衣子、猪耳朵穗子、凤眼前仁。

〖 配伍应用 〗

水湿停滞水肿、小便不利：可与猪苓、茯苓、泽泻同用。

病久肾虚、腰重脚肿：可与牛膝、熟地黄、山茱萸、肉桂等同用，如济生肾气丸（《济生方》）。

脾虚湿盛泄泻：可配白术同用。

暑湿泄泻：与香薷、茯苓、猪苓等同用，如车前子散（《杨氏家藏方》）。

目赤涩痛：多与菊花、决明子等同用。

肝肾阴亏、两目昏花：配熟地黄、菟丝子等同用，如驻景丸（《圣惠方》）。

肺热咳嗽痰多：多与瓜蒌、浙贝母、枇杷叶等同用。

〖 药膳食疗 〗

◎ 车前草叶羹

原料：车前草叶500克，葱白1根，粳米50克。

制法：切车前草叶，与葱白共煮成羹。

用法：上、下午分食。

功效：清热化湿，降低血脂。

适用：高血压、高脂血症。

◎ 车前田螺汤

原料：车前子30克，红枣10枚，田螺（连壳）1000克。

制法：先用清水静养田螺1～2日，经常换洗以漂去污物，斩去田螺壳顶尖。红枣（去核）洗净。用纱布另包车前子，与红枣、田螺一齐放入煲中，加清水适量，大火煮沸后改小火煲2小时，经调味即成。

用法：饮汤，吃田螺。

功效：利水通淋，清热祛湿。

适用：病久肾虚、腰重脚肿者。

◎ 车前子粥

原料：车前子12克，粳米50克。

制法：将车前子用纱布包好，放入沙锅，加水200毫升，中火煎至100毫升去药袋，加入粳米，再加水400毫升，小火煮至粥成。

用法：温热食用，每日2次。

功效：养肝明目，利水消肿，祛痰止咳。

适用：球结膜水肿、目赤肿痛、高血压病、高脂血、老年慢性支气管炎等。

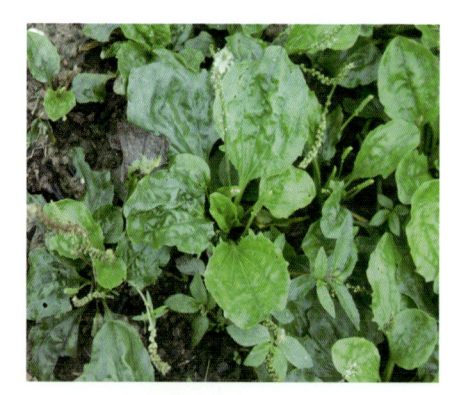

蛇床子 Shechuangzi

【原文】味苦，平。主妇人阴中肿痛；男子阴痿；湿痒，除痹气，利关节；癫痫；恶疮。久服轻身。一名蛇米。生川谷及田野。

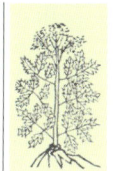

〖今 释〗

性味归经：辛、苦，温；有小毒。归肾经。

功效主治：燥湿祛风，杀虫止痒，温肾壮阳。用于阴痒带下，湿疹瘙痒，湿痹腰痛，肾虚阳痿，宫冷不孕。

用量用法：3～10克，内服。外用：适量，多煎汤熏洗或研末调敷。

使用禁忌：下焦有湿热，或肾阴不足，相火易动以及精关不固者忌服。

来源：本品为伞形科植物蛇床的干燥成熟果实。

形态特征：本植物为一年生草本，高30～80厘米；茎直立，多分枝，中空，表面具深纵条纹，疏生细柔毛。基生叶有柄，茎基部叶有短阔的叶鞘，边缘有膜质，茎上部叶几全部简化成鞘状；叶片轮廓卵形至卵状披针形。复伞形花序顶生或侧生，总苞片8～10，线形有长尖；花瓣白色。双悬果长圆形，分果具5棱，果棱成翅状，无毛。果实呈椭圆形，由两个分果合抱而成。

采收加工：夏、秋二季果实成熟时采收，除去杂质，晒干。

别名：蛇米、蛇栗、野茴香、野胡萝卜子。

〖配伍应用〗

阴部湿痒、湿疹、疥癣：常与苦参、黄柏、白矾等配伍，如（《濒湖集简方》）。

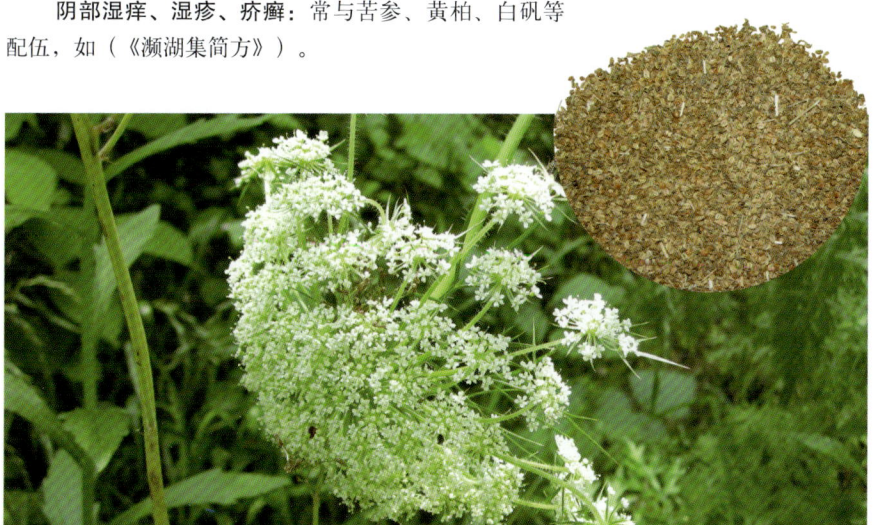

带下腰痛，尤宜于寒湿兼肾虚所致者：常与山药、杜仲、牛膝等同用。

肾虚阳痿、宫冷不孕：常与当归、枸杞、淫羊藿、肉苁蓉等配伍，如赞育丹（《景岳全书》）。

〖药膳食疗〗

◎ 蛇床子炖麻雀

原料：蛇床子15克，生姜12克，大蒜6克，麻雀5只，花椒、酱油、味精、食盐、葱各适量。

制法：将麻雀去毛及肠杂，洗净备用；生姜切片；蛇床子去净灰尘装入麻雀腹内，放碗内，并加入生姜、葱、大蒜、酱油、花椒等，隔水炖熟，至熟后去掉药渣，锅中放油，加入调料略炖煮即成。

用法：食肉饮汤，每日1次。

功效：补肾壮阳，生精补髓。

适用：肾阳虚型畸形精子过多症。

蒺藜子 Jilizi

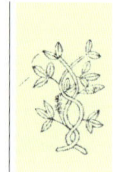

【原文】味苦，温。主恶血，破结积聚；喉痹；乳难。久服长肌肉；明目；轻身。一名旁通，一名屈人，一名止行，一名羽，一名升推。生平泽，或道旁。

〖今　释〗

性味归经：辛、苦，微温；有小毒。归肝经。

功效主治：平肝解郁，活血祛风，明目，止痒。用于头痛眩晕，胸胁胀痛，乳闭乳痈，目赤翳障，风疹瘙痒。

用量用法：6～10克，煎服。

使用禁忌：血虚气弱及孕妇慎服。

来源：本品为蒺藜科植物蒺藜的干燥成熟果实。

形态特征：一年生匍匐草本，多分枝，全株有柔毛。羽状复叶互生或对生；小叶5～7对，长椭圆形，长6～15毫米，宽2～5毫米，基部常偏斜，有托叶。花单生于叶腋；萼片5；花瓣5，黄色，早落；雄蕊10，5长5短；子房上位，5室，柱头5裂。花期6～7月，果实8～9月。

采收加工：秋季果实成熟时采剖植株，晒干。打下果实，除去杂质。

别名：蒺藜、七厘子。

〖配伍应用〗

头痛眩晕，目赤肿痛：配决明子、青葙子等同用。

风疹瘙痒：配菊花、地肤子、苦参同用。

《药膳食疗》

◎ 蒺藜子甲鱼汤

原料：沙苑蒺藜、菟丝子各30克，甲鱼1000克，植物油、姜各10克，盐4克。

制法：杀死甲鱼后，剖腹留肝、蛋，去肠杂，洗净，切大块备用；洗净菟丝子、沙苑蒺藜；油锅烧热，放姜、甲鱼块，翻炒几分钟；放适量水，再焖炒几分钟，盛沙锅内；将菟丝子、沙苑蒺藜也放沙锅内；放清水以把甲鱼浸没为准，大火煮沸；改小火炖熟烂，加盐少许，弃药渣即成。

用法：佐餐食用。

功效：滋肝肾阴，补肾阳虚之功。

适用：神经衰弱、频繁遗精，或因劳累引起的遗精等。

◎ 蒺藜烩豆腐

原料：蒺藜子15克，青豌豆100克，猪肉200克，豆腐2块，胡萝卜4条，香菇5朵，虾米少许，鸡汤少许。

制法：将蒺藜子洗净，捣碎后煎出汁待用，用麻油起锅，把剁碎的猪肉炒一遍调味后盛起，将胡萝卜洗净切丝，冬菇泡软后切丝，虾米最好用酒泡一下，用麻油起锅，放入豆腐用大火不停地翻炒，用锅铲将豆腐压碎，放入胡萝卜、豌豆、冬菇、虾米、猪肉、鸡汤和蒺藜子汁，调味后勾芡即成。

用法：佐餐食用。

功效：补肾虚，清肝明目。

适用：肾虚、视力衰退。

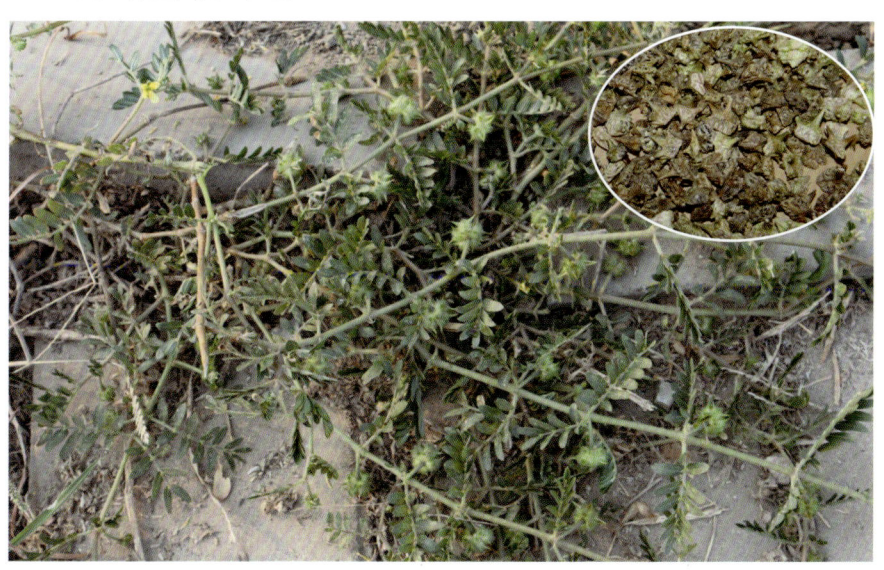

茜根 Qiangen

【原文】味苦，寒。主寒湿风痹；黄疸；补中。生山谷。

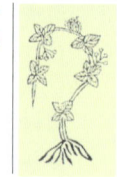

〖今 释〗

性味归经：苦，寒。归肝经。

功效主治：凉血，祛瘀，止血，通经。用于吐血，衄血，崩漏，外伤出血，瘀阻经闭，关节痹痛，跌仆肿痛。

用量用法：6～10克，煎服。大剂量可用至30克。也入丸、散。止血炒炭用，活血通经生用或酒炒用。

使用禁忌：血少者忌用。

来源：本品为茜草科植物茜草的干燥根及根茎。

形态特征：多年生攀援草本。根细长，丛生于根茎上；茎四棱形，棱及叶柄上有倒刺。叶4片轮生，叶片卵形或卵状披针形。聚伞花序顶生或腋生，排成圆锥状，花冠辐射状。浆果球形，熟时紫黑色。

采收加工：春、秋二季采挖，除去泥沙，干燥。

别名：金草、地血、四轮草、小活血、血见愁、过山藤、红根仔草。

〖配伍应用〗

衄血：可与艾叶、乌梅同用，如茜梅丸（《本事方》）。

血热崩漏：常配生地、生蒲黄、侧柏叶等同用。

尿血：常与小蓟、白茅根等同用，如固冲汤（《医学衷中参西录》）。

经闭、跌打损伤、风湿痹痛等血瘀经络闭阻之症：单用本品酒煎服；或配桃仁、红花、当归等同用，如（《经验广集》）治血滞经闭。

跌打损伤：可单味泡酒服；或配三七、乳香、没药等同用。

痹证：也可单用浸酒服；或配伍鸡血藤、海风藤、延胡索等同用。

〖药膳食疗〗

◎ 茜草酒

原料：鲜茜草根50～100克，白酒1000毫升。

制法：洗净，浸入白酒中，7日后可服用。

用法：每日1次，空腹热服。第1次喝七、八成醉，盖被取汗，以后酌减。

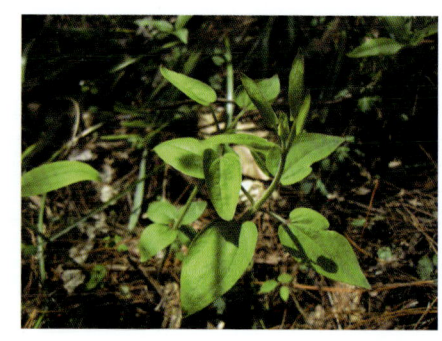

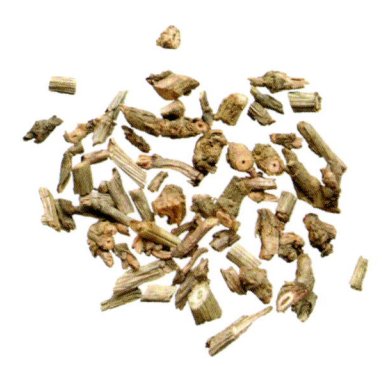

功效：祛风止痛。
适用：关节疼痛。

◎ 茜草高粱茶

原料：茜草、茶叶、高粱穗、红糖各15克。

制法：将上药放入盛有开水的保温瓶内，浸泡30分钟后，倒入茶杯，代茶饮用。

用法：每日1剂，分数次饮服。

功效：凉血，降压。

适用：高血压。

◎ 二草生地粥

原料：茜草15克，通草6克，生地黄30克，小米50克。

制法：上味药洗净加水煎煮，去渣留汁，将小米放入药液中，煎煮成粥即可。

用法：空腹食用。

功效：利尿通淋，凉血止血。

适用：尿路感染、湿热下注型血淋。

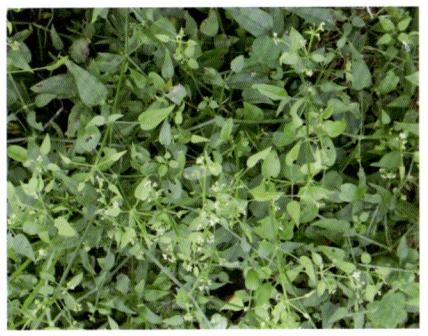

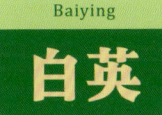

Baiying
白英

【原文】味甘，寒。主寒热；八疸；消渴；补中益气。久服轻身延年。一名谷菜。生山谷。

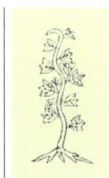

《今 释》

性味归经：甘、苦，寒。归肝、胆经。

功效主治：清热解毒，利湿，祛风。用于疔疮，丹毒，疟疾，黄疸，水肿，淋病，风湿关节痛。

用量用法：15～24克，鲜者30～60克，煎汤或浸酒。外用：适量，煎水洗，捣敷，或捣汁涂。

使用禁忌：体虚无湿热者忌用。

来源：本品为茄科茄属植物白英以全草或根入药。

形态特征：多年生草质藤本，茎及叶密生有节长柔毛。叶互生，多为琴形，3.5～5.5厘米，宽2.5～4厘米，先端渐尖，基部全缘或有3～5深裂中裂片卵形，较大，两面均被长柔毛;叶柄全缘或有3~5深裂,中裂片卵形,较大,两面均被长柔毛;叶柄长约3厘米。聚伞花序顶生或腋外生;花蓝色或白色,花萼5浅裂;花冠5深裂,自基部向外反折;雄蕊5,花药顶孔裂;子房2室。浆果圆球形,成熟后红色。花期7~9月,果期9~11月。

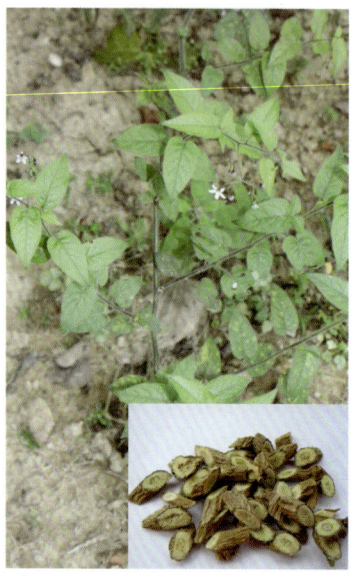

采收加工:夏秋采收。洗净,晒干或鲜用。

别名:白草、白毛藤、葫芦草、排风藤、毛风藤、毛秀才、毛千里光、金线绿毛龟。

〖配伍应用〗

各种癌:常与龙葵、白花蛇舌草、半枝莲等配伍使用。

荨麻疹:可配伍苦参、白藓皮等同用。

〖药膳食疗〗

◎ **白英垂盆草蜜饮**

原料:白英、垂盆草各50克,蜂蜜20克。

制法:将白英、垂盆草洗净,切成段,入锅加水适量,煎煮2次,每次30分钟,合并滤汁,待药汁转温后调入蜂蜜即成。

用法:上、下午分服。

功效:清热解毒,利湿消肿抗癌。

适用:热毒炽盛型肺癌等。

茵陈蒿 Yinchengao

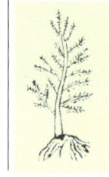

【原文】味苦,平。主风湿、寒热邪气;热结黄疸。久服轻身益气,耐老。生丘陵阪岸上。

〖今 释〗

性味归经:苦、辛,微寒。归脾、胃、肝、胆经。

功效主治:清利湿热,利胆退黄。用于黄疸尿少,湿温暑湿,湿疮瘙痒。

用量用法:6~15克,煎服。**外用**:适量,煎汤熏洗。

使用禁忌:非因湿热引起的发黄忌服,蓄血发黄者及血虚萎黄者慎用。

来源:本品为菊科植物滨蒿或茵陈蒿的干燥地上部分。

形态特征:茵陈蒿为多年生草本,高30~100厘米,幼苗密被白色细柔毛,老时脱落;茎直立,多分枝。基生叶有柄,2~3裂羽状全裂或掌状分裂,最终裂片线形;花枝的叶无柄,羽状全裂成丝状。头状花序圆锥状,花序直径1.5~2毫米;总苞球形,总苞片3～4层。瘦果长圆形，无毛。

采收加工：春季幼苗高6～10厘米时采收或秋季花营长成时采割，除去杂质及老茎，晒干。春季采收的习称"绵茵陈"，秋季采割的称"茵陈蒿"。

别名：臭蒿、茵陈、婆婆蒿。

〖 配伍应用 〗

黄疸：常与栀子、黄柏、大黄同用，如茵陈蒿汤（《伤寒论》）。

湿热内蕴之风瘙隐疹、湿疮瘙痒：可单味煎汤外洗，也可与黄柏、苦参、地肤子等同用。

〖 药膳食疗 〗

◎ 茵陈大枣粥

原料：茵陈9克，大枣200克。

制法：将上味药水煎。

用法：食枣饮汤。

功效：清热，利湿，保肝。

适用：慢性肝炎、肝硬化。

◎ 茵陈粥

原料：茵陈蒿、粳米各30～60克，白糖适量。

制法：先将茵陈洗净，水煎取汁，去渣，以汁入粳米煮粥，欲熟时，加入白糖，稍煮1～2沸即可。

用法：每日2～3次，每次适量。

功效：清利湿热，利胆退黄。

适用：湿热黄疸。

◎ 姜楂茵陈汤

原料：茵陈20克，山楂30克，生姜3片。

制法：上三味同放入锅内，加水适量，煎20～30分钟即可。

用法：每日1剂，分2～3次服。

功效：消食利水，活血降脂。

适用：高脂血症患者。

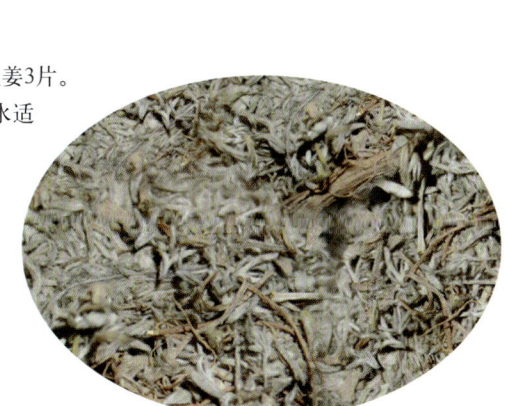

漏芦 Loulu

【原文】 味苦，寒。主皮肤热；恶疮、疽、痔；湿痹；下乳汁。久服轻身益气，耳目聪明，不老延年。一名野兰。生山谷。

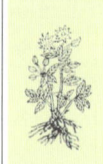

〖今 释〗

性味归经： 苦，寒。归胃经。

功效主治： 清热解毒，消痈，下乳，舒筋通脉。用于乳痈肿痛，痈疽发背，瘰疬疮毒，乳汁不通，湿痹拘挛。

用量用法： 5～9克，煎服。外用：研末调敷或煎水洗。

使用禁忌： 孕妇慎用。

来源： 本品为菊科植物祁州漏芦的干燥根。

形态特征： 多年生草本，高30～80厘米，全体密被白色柔毛。主根粗大，上部密被残存叶柄。基生叶丛生；茎生叶互生。叶长椭圆形，羽状全裂至深裂，裂片矩圆形，边缘具不规则浅裂，两面密被白色茸毛。头状花序，总苞多列，具干膜质苞片，多列，花全为管状花，淡紫色。瘦果卵形，棕褐色，冠毛刚毛状。

采收加工： 春、秋二季采挖。除去须根及泥沙，晒干。

别名： 野兰、狼头花、和尚头、华州漏芦、禹州漏芦、独花山牛蒡。

〖配伍应用〗

乳痈肿痛： 常与瓜蒌、蛇蜕同用，如漏芦散（《和剂局方》）。

热毒壅聚、痈肿疮毒： 常与大黄、连翘、紫花地丁等同用，如漏芦汤（《千金方》）。

痰火郁结、瘰疬欲破者： 可与海藻、玄参、连翘等同用，如漏芦汤（《圣济总录》）。

乳络塞滞、乳汁不下、乳房胀痛、欲作乳痈者： 常与穿山甲、王不留行等同用。

气血亏虚、乳少清稀者： 当与黄芪、鹿角胶等同用。

湿痹、筋脉拘挛、骨节疼痛： 常与地龙配伍，如古圣散（《圣济总录》）。

〖药膳食疗〗

◎ 漏芦鸡蛋

原料： 漏芦100克，鸡蛋10克。

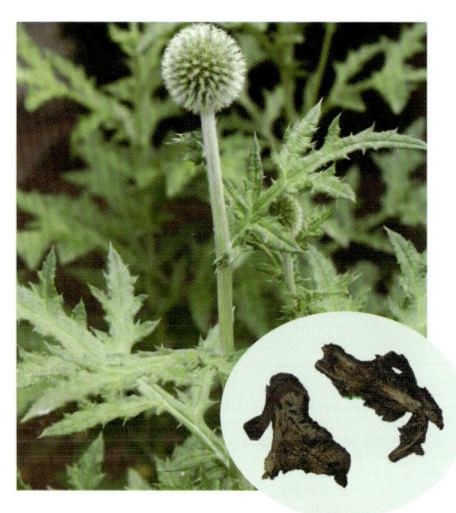

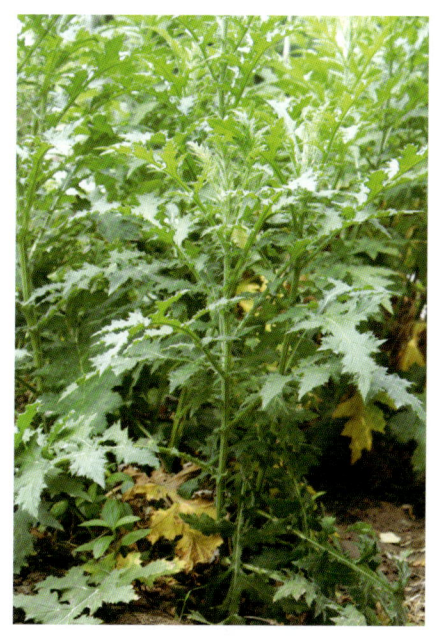

制法:将漏芦洗净,放入锅中,加一大碗清水,煮熬15分钟后,去掉药渣,烧开后,打入鸡蛋即成。

用法:每日1次。

功效:催乳。

适用:产后无奶、乳汁不通者。

◎ 漏芦猪蹄粥

原料:漏芦10克,通草3克,粳米100克,猪蹄1只,葱白、味精、盐各适量。

制法:将猪蹄洗净,斩成块,通草、漏芦放入锅中,加清水适量熬煮成浓汁,去渣取汁;热锅,放入猪蹄、药汁、粳米、葱白,加清水适量炖煮至肉熟烂,加入味精、盐调味即可。

用法:佐餐食用。

功效:通乳汁,利血脉。

适用:产后无奶、乳汁不通者。

王不留行 Wangbuliuxing

【原文】味苦,平。主金疮止血,逐痛出刺;除风痹;内寒。久服轻身耐老增寿。生山谷。

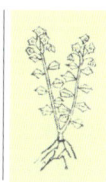

〖今 释〗

性味归经:苦,平。归肝、胃经。

功效主治:活血通经,下乳消肿,利尿通淋。用于经闭,痛经,乳汁不下,乳痈肿痛,淋证涩痛。

用量用法:5~10克,煎服。外用:适量。

使用禁忌:孕妇慎用。

来源:本品为石竹科植物麦蓝菜的干燥成熟种子。

形态特征:一年或二年生草本,高30~70厘米,全株无毛。茎直立,节略膨大。叶对生,卵状椭圆形至卵状披针形,基部稍连合抱茎,无柄。聚伞花序顶生,下有鳞状苞片2枚;花瓣粉红色,倒卵形,先端具不整齐小齿,基部具长爪。蒴果卵形,包于宿萼内,成熟后,先端十字开裂。

采收加工:夏季果实成熟、果皮尚未开裂时采割植株,晒干,打下种子,除去杂质，再晒干。

别名：奶米、不母留、大麦牛、王母牛。

〖 **配伍应用** 〗

妇人难产，或胎死腹中：常配当归、川芎、香附、红花等同用，如胜金散（《普济方》）。

产后乳汁不下：常与穿山甲等同用，如涌泉散（《卫生宝鉴》）。

产后气血亏虚，乳汁稀少：与黄芪、当归或当归、猪蹄同用。

乳痈肿痛：可配蒲公英、夏枯草、瓜蒌等，如（《本草汇言》）。

多种淋症：常与石韦、瞿麦、冬葵子等同用。

〖 **药膳食疗** 〗

◎ 王不留行炖猪蹄

原料：王不留行12克，猪蹄3～4个，调味料若干。

制法：将王不留行用纱布包裹，和洗净的猪蹄一起放进锅内，加水及调味料煮烂即可食用。

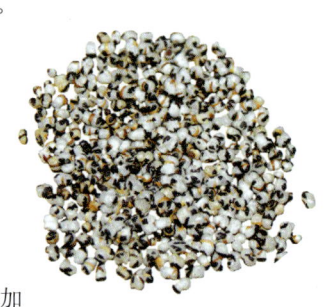

用法：佐餐食用。

功效：催乳，下乳。

适用：产后乳汁不足者。

◎ 王不留行蒸虾

原料：王不留行、桑椹各30克，海虾100克。

制法：先将洗净的王不留行、桑椹投入沙锅，加入清水2碗，用小火约煲20分钟。滤去药渣，放入海虾，煮滚至虾熟透即成。食时调好盐、味精。

用法：佐餐食用。

功效：活血通经，下乳消痈，利尿通淋，止血，补益肝肾，熄风滋阴。

适用：经行不畅、产后乳少、胃虚食少、肝肾阴亏等症。

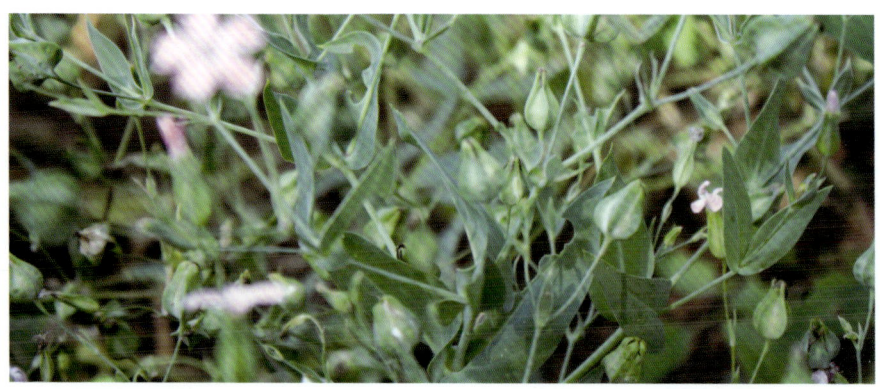

蒲黄 Puhuang

【原文】味甘，平。主心、腹、膀胱寒热，利小便，止血；消瘀血。久服轻身，益气力，延年神仙。生池泽。

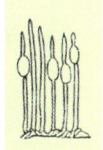

〖今　释〗

性味归经：甘，平。归肝、心包经。

功效主治：止血，化瘀，通淋。用于吐血，衄血，咯血，崩漏，外伤出血，经闭痛经，胸腹刺痛，跌仆肿痛，血淋涩痛。

用量用法：5～10克，煎服，包煎。**外用**：适量，研末外掺或敷患处。止血多炒用，化瘀、利尿多生用。

使用禁忌：孕妇慎用。

来源：本品为香蒲科植物水烛香蒲、东方香蒲或同属植物的干燥花粉。

形态特征：水烛香蒲，多年沼泽生草本。根茎匍匐，有多数须根。叶扁平，线形，宽4～10毫米，质稍厚而柔，下部鞘状。穗状花序圆柱形，雌雄花序间有间隔1～15厘米；雄花序在上，长20～30厘米，雄花有早落的佛焰状苞片，花被鳞片状或茸毛状，雄蕊2～3。雌花序长10～30厘米，雌花小苞片较柱头短，匙形，花被茸毛状与小苞片等长，柱头线头圆柱形，小坚果无沟。

采收加工：夏季采收蒲棒上部的黄色雄花序，晒干后碾轧，筛取花粉。剪取雄花后，晒干，成为带有雄花的花粉，即为草蒲黄。

别名：蒲黄、蒲棒、水蜡烛、毛蜡烛。

〖配伍应用〗

吐血、衄血、咯血、尿血、崩漏等：可单用冲服，亦可配伍其他止血药同用，如（《圣惠方》）。

鼻衄经久不止：与石榴花同用，和研为散服。

月经过多、漏下不止：可配合龙骨、艾叶同用，如蒲黄丸（《圣济总录》）。

尿血不已：可与郁金同用。

外伤出血：可单用外掺伤口。

跌打损伤：单用蒲黄末，温酒服。

心腹疼痛、产后瘀痛、痛经等：常与五灵脂同用，如失笑散（《和剂局方》）。

血淋尿血：常配生地黄、冬葵子同用，如蒲黄散（《证治准绳》）。

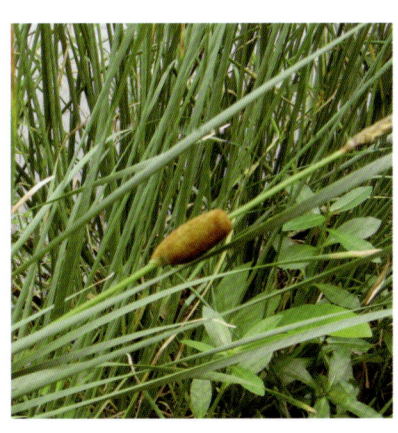

《药膳食疗》

◎ 蒲黄粥

原料：蒲黄10克，大米100克，白糖适量。

制法：将蒲黄择净，布包，放入锅中，加清水适量，浸泡5～10分钟后，水煎取汁，加大米煮粥，待粥熟时调入白糖，再煮一、二沸即成，或将蒲黄3克研为细末，待粥熟时调入粥中服食。

用法：每日1剂，连续3～5日。

功效：收敛止血，行血去瘀。

适用：咯血、吐血、衄血、崩漏、便血、尿血、创伤出血及心腹疼痛、产后瘀痛、恶露不净、痛经等。

肉苁蓉 Roucongrong

【原文】味甘，微温。主五劳七伤补中，除茎中寒热痛；养五脏，强阴，益精气，多子；妇人癥；久服轻身。生山谷。

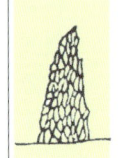

《今释》

性味归经：甘、咸，温。归肾、大肠经。

功效主治：补肾阳，益精血，润肠通便。用于肾阳不足，精血亏虚，阳痿不孕，腰膝酸软，筋骨无力，肠燥便秘。

用量用法：6～10克，煎服。

使用禁忌：相火偏旺、胃弱便溏、实热便结者禁服。

来源：本品为列当科植物肉苁蓉或管花肉苁蓉的干燥带鳞叶的肉质茎。

形态特征：多年生肉质寄生草本，高80～150厘米，茎肉质肥厚扁平，不分枝。叶肉质鳞片状，螺旋状排列。黄色，无柄，基部叶三角形，上部叶渐窄长，三角状披针形，背部被白色短毛，边缘毛稍长。穗状花序粗大，顶生，花冠管状钟形，黄色，花丝基部有毛，花药箭形，被长毛，子房长卵形。蒴果两裂，种子极多，细小。

采收加工：多于春季苗未出土或刚出

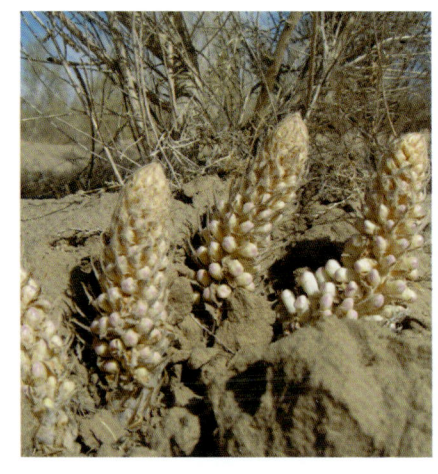

土时采挖，除去花序，切段，晒干。

别名：寸芸、苁蓉、地精。

〖配伍应用〗

男子五劳七伤、阳痿不起、小便余沥：常配伍菟丝子、续断、杜仲同用，如肉苁蓉丸（《医心方》）。

肾虚骨痿、不能起动：亦可与杜仲、巴戟天、紫河车等同用，如金刚丸（《张氏医通》）。

津液耗伤所致大便秘结：常与沉香、麻子仁同用，如润肠丸（《济生方》）。

肾气虚弱引起的大便不通、小便清长、腰酸背冷：或与当归、牛膝、泽泻等同用，如济川煎（《景岳全书》）。

〖药膳食疗〗

◎ 肉苁蓉羊肉粥

原料：肉苁蓉30克，羊肉150克，粳米100克，盐、味精各适量。

制法：羊肉洗净切片，与肉苁蓉、粳米同煮成粥，加盐、味精调味即可。

用法：早、晚温热食用。

功效：补肾益精，收敛滑泄。

适用：遗精、滑精。

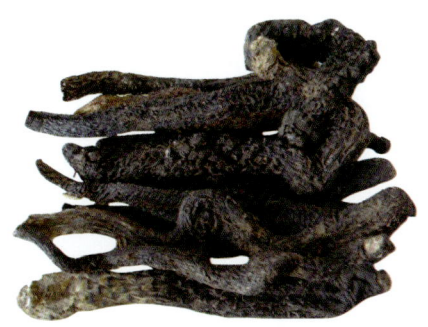

石下长卿 Shixiachangqing

【原文】味咸，平。主鬼注精物，邪恶气，杀百精蛊毒，老魅注易，亡走啼哭，悲伤恍惚。一名徐长卿。生池泽。

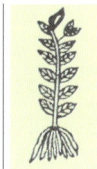

〖今　释〗

性味归经：辛，温。归肝、胃经。

功效主治：祛风，化湿，止痛，止痒。用于风湿痹痛，胃痛胀满，牙痛，腰痛，跌仆伤痛，风疹、湿疹。

用量用法：3～12克，煎服，后下。

使用禁忌：体弱者慎用。

来源：本品为萝藦科植物徐长卿的干燥根及根茎。

形态特征：多年生直立草本，高达65厘米，根细呈须状，多至50余条，形如马尾，具特殊香气。茎细而刚直，不分枝，无毛或被微毛。叶对生，无柄；叶片披针形至线形，长约5～14厘米，宽3～15毫米，先端渐尖，基部渐窄，两面无毛或上面具疏柔毛，

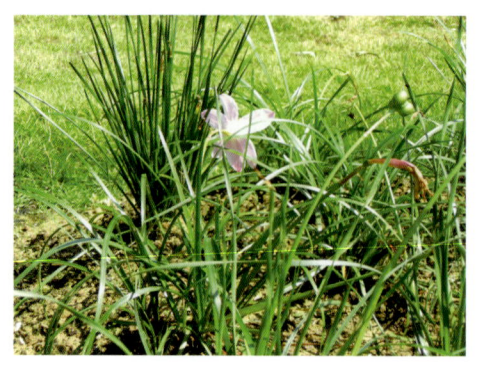

叶缘稍反卷,有睫毛,上面深绿色,下淡绿色;主脉突起。圆锥聚伞花序,生近顶端叶腋,长达7厘米,有花10余朵;花萼5深裂,卵状披针形;花冠黄绿色,5深裂,广卵形,平展或向外反卷;副花冠5,黄色,肉质,肾形,基部与雄蕊合生;雄蕊5,相连筒状,花药2室,花粉块每室1个,下垂臂短、平伸;雌蕊1,子房上位,由2枚离生心皮组成、花柱2,柱头五角形,先端略为突起。果呈角状,单生长约6厘米,表面淡褐色。种子多数,卵形而扁,暗褐色,先端有一簇白色细长毛。花期6~7月,果期9~10月。

采收加工:秋季采挖,除去杂质,阴干。

别名:督邮、徐长卿。

〖 **配伍应用** 〗

风湿疼痛:常与威灵仙、石见穿等同用。

皮肤瘙痒:可配伍白鲜皮、地肤子等使用。

跌打肿痛、接骨:鲜徐长卿适量,捣烂敷患处。

〖 **药膳食疗** 〗

◎ **徐长卿猪肉酒**

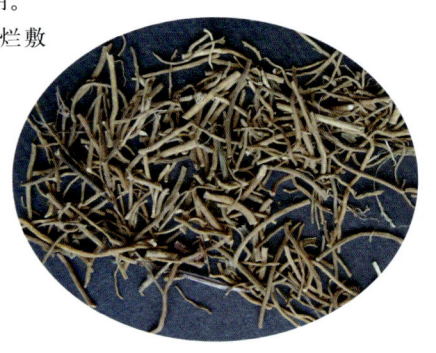

原料:徐长卿根24~30克,猪瘦肉200克,老酒100毫升。

制法:将上3味酌加水煎成半碗。

用法:饭前服,每日2次。

功效:祛风,除湿,活血,镇痛。

适用:风湿痛。

◎ **两面针徐长卿蜜饮**

原料:徐长卿、川芎各15克,两面针、蜂蜜各30克。

制法:先将两面针、徐长卿、川芎分别拣杂,洗净,晾干或晒干,切碎后,同放入沙锅,加水浸泡片刻,煎煮30分钟,用洁净纱布过滤,去渣,取滤汁放入容器,待其温热时,兑入蜂蜜,拌和均匀即成。

用法:早晚2次分服。

功效:清热解毒,行气止痛。

适用:鼻咽疼痛。

蔓荆实 Manjingshi

【原文】味苦，微寒。主筋骨间寒热；湿痹拘挛；明目坚齿，利九窍；去白虫。久服轻身耐老。小荆实亦等。生山谷。

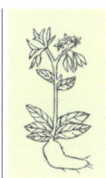

〖 今　　释 〗

性味归经：辛、苦，微寒。归膀胱、肝、胃经。

功效主治：疏散风热，清利头目。用于风热感冒头痛，齿龈肿痛，目赤多泪，目暗不明，头晕目眩。

用量用法：5～10克，煎服。

使用禁忌：胃虚者慎服。

来源：本品为马鞭草科植物单叶蔓荆或蔓荆的干燥成熟果实。

形态特征：为落叶灌木，高约3米，幼枝方形，密生细柔毛。叶为3小叶，小叶倒卵形或披针形；叶柄较长。顶生圆锥形花序，花萼钟形，花冠淡紫色。核果球形，大部分为宿萼包围。

采收加工：秋季果实成熟时采收，除去杂质，晒干。

别名：京子、荆条子、白布荆。

〖 配伍应用 〗

风热感冒而头昏头痛者：常与薄荷、菊花等同用。

风邪上攻之偏头痛：常配伍川芎、白芷、细辛等。

风热上攻、目赤肿痛、目昏多泪：常与菊花、蝉蜕、白蒺藜等同用。

中气不足、清阳不升、耳鸣耳聋：与黄芪、人参、升麻、葛根等同用，如益气聪明汤（《证治准绳》）。

〖 药膳食疗 〗

◎ 荆子酒

原料：蔓荆子200克，醇酒500毫升。

制法：将上药捣碎，用酒浸于净瓶中，7日后，去渣备用。

用法：每次徐饮10～15毫升，每日3次。

功效：祛风止痛。

适用：感风热所致头昏头痛及偏头痛。

◎ 蔓荆止痛饮

原料：蔓荆子、防风各9克，白芷6克，细辛3克，蜂蜜适量。

制法：将白芷、细辛、蔓荆子、防风常法加水

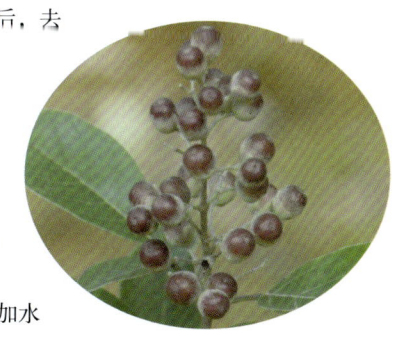

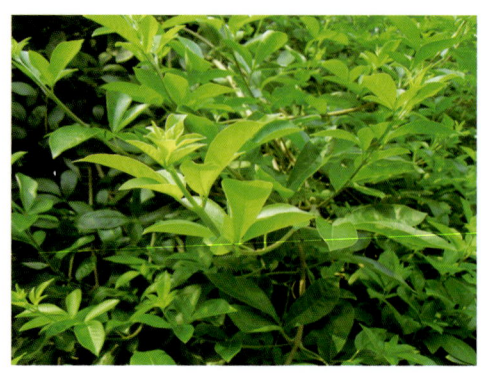
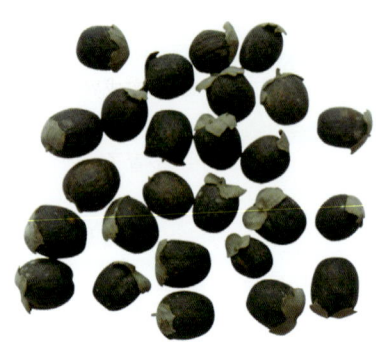

浸泡半小时,然后用大火煎煮,水沸后用小火再煎10分钟即可,服时加适量蜂蜜。

用法:不拘时随意饮用。

功效:祛风,解痉,止痛。

适用:因风寒外袭引起的偏头痛者。

女贞实 Nvzhenshi

【原文】味苦,平。主补中,安五脏,养精神,除百疾。久服肥健,轻身不老。生山谷。

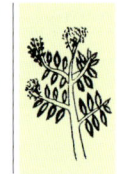

〖今 释〗

性味归经:甘、苦,凉。归肝、肾经。

功效主治:滋补肝肾,明目乌发。用于肝肾阴虚,眩晕耳鸣,腰膝酸软,须发早白,目暗不明,内热消渴,骨蒸潮热。

用量用法:6～12克,煎服,因主要成分齐墩果酸不易溶于水,故以入丸剂为佳。本品以黄酒拌后蒸制,可增强滋补肝肾作用,并使苦寒之性减弱,避免滑肠。

使用禁忌:本品虽补而不腻,但性凉。故脾胃虚寒泄泻及肾阳虚者慎用。

来源:本品为木犀科植物女贞的干燥成熟果实。

形态特征:常绿乔木,树皮光滑不裂。叶对生,叶片卵圆形或常卵状披针

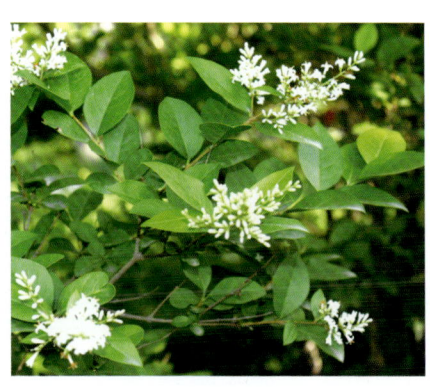

形，全缘，无毛，革质，背面密被细小的透明腺点。圆锥花序顶生，花白色，花萼钟状，花冠裂片长方形。浆果状核果，成熟时蓝黑色，内有种子1～2枚。

采收加工：冬季果实成熟时采收，除去枝叶，稍蒸或置沸水中略烫后，干燥；或直接干燥。

别名：女贞子、冬青子、爆格蚤、白蜡树子、鼠梓子。

〖配伍应用〗

风肝肾阴虚所致的目暗不明、视力减退、须发早白、眩晕耳鸣、失眠多梦、腰膝酸软、遗精等：常与墨旱莲配伍，如二至丸（《医方集解》）。

阴虚有热、目微红羞明、眼珠作痛者：宜与生地黄、石决明、谷精草等同用。

肾阴亏虚消渴者：宜与生地黄、天冬、山药等同用。

阴虚内热之潮热心烦者：宜与生地黄、知母、地骨皮等同用。

〖药膳食疗〗

◎ 女贞子粥

原料：女贞子15克，大米100克，白糖适量。

制法：将女贞子洗净，放入锅中，加清水适量，水煎取汁，再加大米煮粥，待熟时调入白糖，再煮一、二沸即成。

用法：每日1剂。

功效：滋补肝肾，明目养阴。

适用：肝肾阴虚所致的头目眩晕、视物昏花、眼目干涩、视力减退、腰膝酸软、须发早白、胁肋疼痛等。

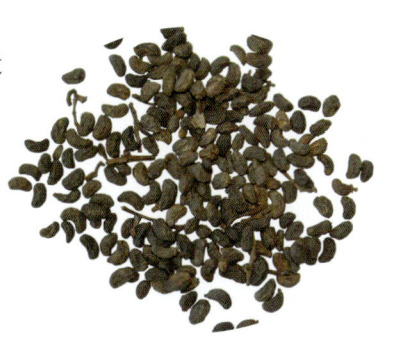

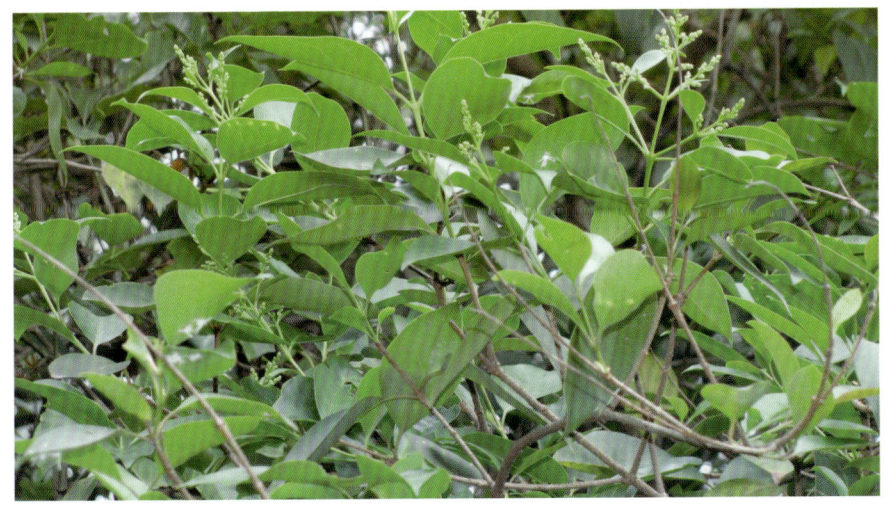

桑上寄生 Sangshangjisheng

【原文】味苦,平。主腰痛;小儿背强;痈肿;安胎;充肌肤,坚齿发,长须眉。其实,明目,轻身通神。一名寄屑,一名寓木,一名宛童。生山谷。

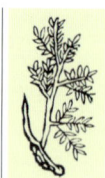

〖今　　释〗

性味归经:苦、甘,平。归肝、肾经。

功效主治:祛风湿,补肝肾,强筋骨,安胎元。用于风湿痹痛,腰膝酸软,筋骨无力,崩漏经多,妊娠漏血,胎动不安,头晕目眩。

用量用法:9~15克,煎服。

使用禁忌:忌火。

来源:本品为桑寄生科植物桑寄生的干燥带叶茎枝。

形态特征:常绿寄生小灌木。老枝无毛,有凸起灰黄色皮孔,小枝稍被暗灰色短毛。叶互生或近于对生,革质,卵圆形至长椭圆状卵形,先端钝圆,全缘,幼时被毛。花两性,紫红色花1~3个聚生于叶腋,具小苞片;总花梗、花梗、花萼和花冠均被红褐色星状短柔毛;花萼近球形,与子房合生;花冠狭管状,稍弯曲。浆果椭圆形,有瘤状突起。

采收加工:冬季至次春采割,除去粗茎,切段,干燥,或蒸后干燥。

〖配伍应用〗

腰膝酸软、筋骨无力者:常与独活、杜仲、牛膝、桂心等同用,如独活寄生汤(《千金方》)。

肝肾亏虚、月经过多、崩漏、妊娠下血、胎动不安者:每与阿胶、续断、当归、香附等配伍,如桑寄生散(《证治准绳》);或配阿胶、续断、菟丝子,如寿胎丸(《医学衷中参西录》)。

阴虚有热、目微红羞明、眼珠作痛者:宜与生地黄、石决明、谷精草等同用。

肾阴亏虚消渴者:宜与生地黄、天冬、山药等同用。

阴虚内热之潮热心烦者:宜与生地黄、知母、地骨皮等同用。

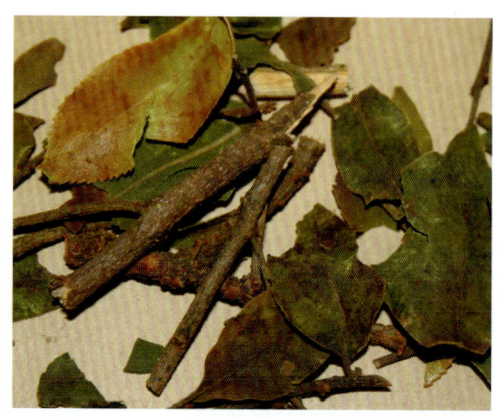

〖 药膳食疗 〗

◎ 桑寄生鸡肉汤

原料：桑寄生50克，海玉竹25克，红枣8粒，生姜2片，鸡胸肉1块。

制法：将材料洗净，加水煮约1小时即成。

用法：佐餐食用。

功效：养血风，补虚舒筋。

适用：腰膝酸软、疼痛患者。

◎ 寄生杜仲蛋

原料：桑寄生、杜仲各10克，阿胶5克，鸡蛋2个。

制法：桑寄生、杜仲加水煎取浓汁，阿胶溶化；鸡蛋敲破，倾入碗中，加入前药，搅匀，蒸熟食。

用法：每日1剂。

功效：补肝肾，安胎，养血止血。

适用：妊娠下血、胎动不安或习惯性流产。

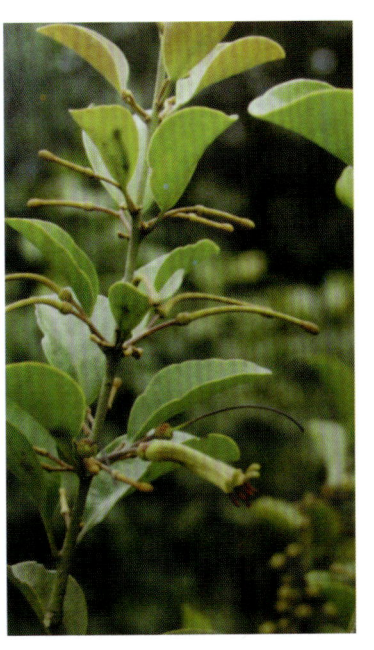

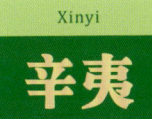

Xinyi

辛夷

【原文】味辛，温。主五脏、身体寒热，风头脑痛；面。久服下气，轻身，明目，增年耐老。一名辛矧，一名侯桃，一名房木。生山谷。

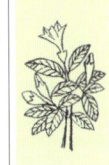

〖 今　释 〗

性味归经：辛，温。归肺、胃经。

功效主治：散风寒，通鼻窍。用于风寒头痛，鼻塞流涕，鼻鼽，鼻渊。

用量用法：3～10克，煎服，宜包煎。外用：适量。

使用禁忌：阴虚火旺者忌服。

来源：本品为木兰科植物望春花、玉兰或武当玉兰的干燥花蕾。

形态特征：玉兰叶倒卵形至倒卵状矩圆形，长10～18厘米，宽6～10厘米，先端阔而突尖，基部渐狭，上面有光泽，下面被柔毛。花大，白色，直径10～15厘米，萼片与花瓣共9片，无明显区别，倒卵形或倒卵状矩圆形。

采收加工：冬末春初花未开放时采收，除去枝梗，阴干。

别名：木兰、春花、木笔花、望春花、紫玉兰、白玉兰、二月花、广玉兰。

【配伍应用】

外感风寒、肺窍郁闭、恶寒发热、头痛鼻塞者：可配伍防风、白芷、细辛等。

鼻渊头痛、鼻塞流涕：常与白芷、细辛、苍耳子等同用，如苍耳子散（《济生方》）。

偏风热者：多与薄荷、连翘、黄芩等同用。

肺胃郁热发为鼻疮者：可与黄连、连翘、野菊花等配伍。

【药膳食疗】

◎ 辛夷菊花茶

原料：辛夷、菊花各15克。

制法：将辛夷、菊花用滚开水浸15分钟。

用法：代茶饮。

功效：通窍消炎。

适用：鼻炎、鼻窦炎患者。

◎ 辛夷苏叶茶

原料：辛夷花6克，苏叶9克，姜、葱各适量。

制法：上二味共制成粗末，用纱布包好，以沸水冲泡。

用法：每日1剂，代茶频饮。

功效：疏散风寒，宣通鼻窍。

适用：鼻炎、鼻窦炎患者。

◎ 辛夷热红茶

原料：辛夷花3克，红茶2克，红糖15克。

制法：先将辛夷花拣去杂质，晒干，与红茶同放入杯中，用刚煮沸的水冲泡，加盖焖15分钟，加入适量红糖，拌匀即成。

用法：代茶频频饮用。一般可冲泡3～5次，红糖视冲泡次数分配。

功效：消炎通窍。

适用：风寒型单纯性慢性鼻炎。

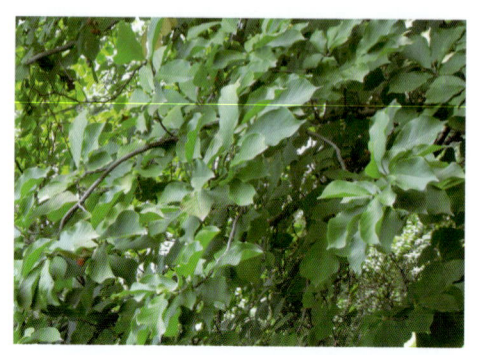

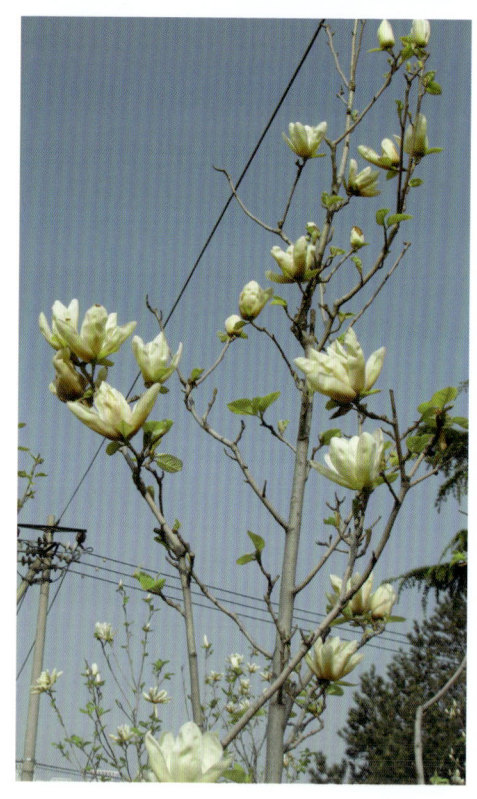

阿胶 Ejiao

【原文】味甘，平。主心腹内崩，劳极洒洒如疟状，腰腹痛，四肢酸疼；女子下血，安胎。久服轻身益气。一名傅致胶。

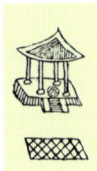

〖今 释〗

性味归经：甘，平。归肺、肝、肾经。

功效主治：补血滋阴，润燥，止血。用于血虚萎黄，眩晕心悸，肌痿无力，心烦不眠，虚风内动，肺燥咳嗽，劳嗽咯血，吐血尿血，便血崩漏，妊娠胎漏。

用量用法：3～9克，入汤剂宜烊化冲服。

使用禁忌：胃弱便溏者慎用。

来源：本品为马科动物驴的干燥皮或鲜皮经煎煮、浓缩制成的固体胶。

形态特征：驴，体型比马小，体重一般200千克左右。驴的头型较长，眼圆，其上生有1对显眼的长耳。颈部长而宽厚，颈背鬃毛短而稀少。躯体匀称，四肢短粗，蹄质坚硬。尾尖端处生有长毛。驴的体色主要以黑、栗、灰三种为主。中国著名的品种关中驴，体型高大，繁殖力强。药材呈整齐的长方形块状，通常长约8.5厘米，宽约3.7厘米，厚约0.7或1.5厘米。表皮棕黑色或乌黑色，平滑，有光泽。断面棕黑色或乌黑色，平滑，有光泽。

采收加工：将驴皮浸泡去毛，切块洗净，分次水煎，滤过，合并滤液，浓缩（可分别加入适量的黄酒、冰糖和豆油）至稠膏状，冷凝，切块，晾干，即得。

别名：驴皮胶。

〖配伍应用〗

气虚血少之心动悸、脉结代：与桂枝、甘草、人参等同用，如炙甘草汤（《伤寒论》）。

阴虚血热吐衄：常配伍蒲黄、生地黄等。

肺破嗽血：配人参、天冬、白及等，如阿胶散（《仁斋直指方》）。

血虚血寒之崩漏下血等症：也可与熟地黄、当归、芍药等同用，如胶艾汤（《金匮要略》）。

脾气虚寒便血或吐血等症：配白术、灶心土、附子

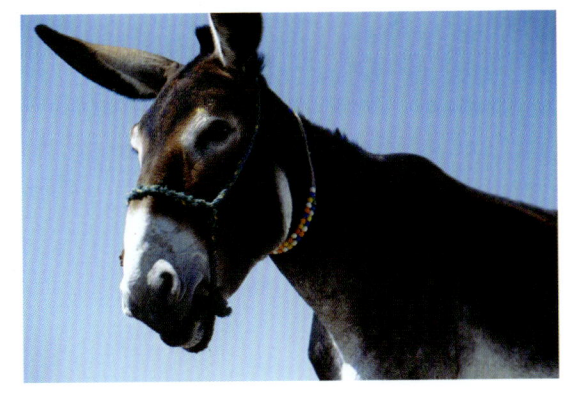

等同用，如黄土汤（《金匮要略》）。

热病伤阴、肾水亏而心火亢、心烦不得眠：常与黄连、白芍等同用，如黄连阿胶汤（《伤寒论》）。

〖**药膳食疗**〗

◎ 阿胶益寿粥

原料：大米或小米100克，阿胶15克（砸碎），冰糖50克。

制法：将上味药一同放入锅中做成粥，可供3～5人食用。

用法：温服，可经常食用。

功效：补血益肾，乌发美容，延年益寿。

适用：面色苍白、头发早白等。

◎ 阿胶糯米粥

原料：阿胶20～30克，糯米100克，红糖15克。

制法：先将糯米淘洗净，入锅加清水煮沸，待粥熟时，放入捣碎的阿胶粒，边煮边搅均匀，加入红糖食之。

用法：每食适量。

功效：滋阴补虚，益肺安胎，养血止血。

适用：血虚咳嗽、久咳咯血、吐血、衄血、大便出血、月经过多、胎动不安等。

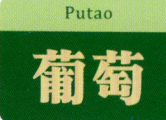

葡萄 Putao

【原文】味甘，平。主筋骨湿痹；益气倍力；强志；令人肥健，耐饥；忍风寒。久食轻身；不老延年。可作酒。生山谷。

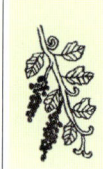

〖**今　释**〗

性味归经：甘、微酸，平。归肾、肺、脾经。

功效主治：补气血，益肝肾，生津液，强筋骨，止咳除烦，补益气血，通利小便。用于气血虚弱，肺虚咳嗽，心悸盗汗，风湿痹痛，淋症，浮肿，气短乏力，水肿，小便不利。

用量用法：适量。煎汤、捣汁或浸酒。

使用禁忌：不宜过食，虚寒者慎食。

来源：为葡萄科植物葡萄的果实。

形态特征：高大缠绕藤本，幼茎秃净或略被绵毛。叶纸质，互生，圆形或圆卵形，宽10～20厘米，常3～5裂，基部心形，边缘有粗而稍尖锐的齿缺，下面常密被蛛丝状绵毛；叶柄长达4~8厘米。花杂性，异株，圆锥花序大而长，与叶对生；花序柄无卷须；萼极小，杯状，全缘或不明显的5齿裂；花瓣5，黄绿色，先端粘合不展开，基部分离，开花时呈帽状整块脱落；雄蕊5；花盘隆起，由5个腺体所成，基部与子房合生；子房2室，每室有胚珠2，花柱短，圆锥形。浆果卵圆形至卵状矩圆形，富汁液，熟时紫黑色或红而带青色，外被蜡粉。花期6月，果期9~10月。

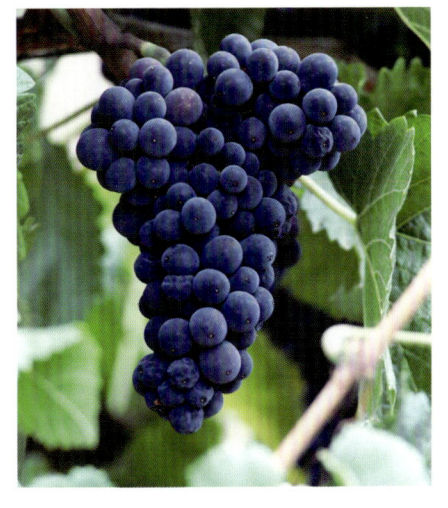

采收加工：夏末秋初果熟时采收，阴干。多数制成葡萄干用。

别名：蒲桃、草龙珠。

〖 配伍应用 〗

血小板减少症：葡萄若干，浸泡在适量酒中，每次饮10~15毫升，每日2~3次。

营养不良性水肿：葡萄干30克，生姜皮10克，水煎服。

痛风：鲜葡萄30克，去籽，水煮开后放入适量大米及鲜葡萄，共煮粥服食。

〖 药膳食疗 〗

◎ 葡萄小枣糯米粥

原料：葡萄干、小红枣各50克，糯米100克，冰糖适量。

制法：糯米加水1000毫升，烧开后，再将葡萄干洗净，小红枣去核和冰糖一起放入，小火慢熬成粥。

用法：空腹分2次服。

功效：养心除烦，益血开胃，清热止渴。

适用：气血两亏、脾胃虚弱、食欲不振。

◎ 葡萄酒

原料：葡萄干250克，糯米1250克，神曲适量。

制法：将葡萄干与适量神曲研为细末，把糯米煮熟放冷后与神曲、葡萄干末合在一起，加水10000毫升，搅匀，倒入瓮中覆盖，酿成酒。

用法：不拘时，随意温饮。

功效：补脾胃，驻颜色。

适用：日常保健，有减肥、美容的作用。

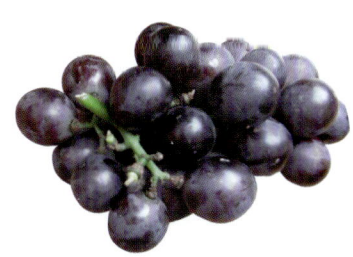

大枣 Dazao

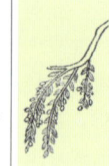

【原文】味甘,平。主心腹邪气,安中养脾,助十二经,平胃气,通九窍,补少气、少津液,身中不足,大惊,四肢重;和百药。久服轻身长年。叶,覆麻黄能令出汗。生平泽。

〖今 释〗

性味归经:甘,温。归脾、胃、心经。

功效主治:补中益气,养血安神。用于脾虚食少,乏力便溏,妇人脏躁。

用量用法:6~15克,砸破煎服。

使用禁忌:凡有湿痰、积滞、齿病、虫病者,均不相宜。糖尿病患者切忌多食。

来源:为鼠李科植物枣的果实。

形态特征:灌木或小乔木,高达10米。小叶有成对的针刺,嫩枝有微细毛。叶互生,椭圆状卵形或卵状披针形,先端稍钝,基部偏斜,边缘有细锯齿,基出三脉。花较小,淡黄绿色,2~3朵集成腋生的聚伞花序。核果卵形至长圆形,熟时深红色。

采收加工:秋季采摘成熟果实,晒干;或烘炕至皮软再晒干。

别名:红枣、小枣。

〖配伍应用〗

脾气虚弱、消瘦、倦怠乏力、便溏等症:单用有效,气虚乏力较甚,宜与人参、白术等配伍。

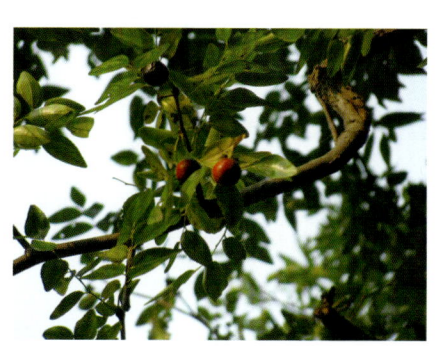

脏躁、自悲、自哭、自笑:单用有效,常与浮小麦、甘草配伍,如甘麦大枣汤(《金匮要略》)。

〖药膳食疗〗

◎ 红枣粥

原料:红枣15枚,粳米100克。

制法:将红枣洗净,用清水浸泡至软,与淘洗干净粳米同入锅中,加水适量,煮成稀粥。

用法:每日早、晚餐食用。

功效:补气养血,健脾益胃。

适用:老人胃虚食少、脾虚便溏、气血不足、贫血、慢性肝炎、营养不良、病后体虚、羸瘦衰弱等。

◎ 大枣健脾粥

原料:大枣10~15枚,粳米50~100克,砂糖适量。

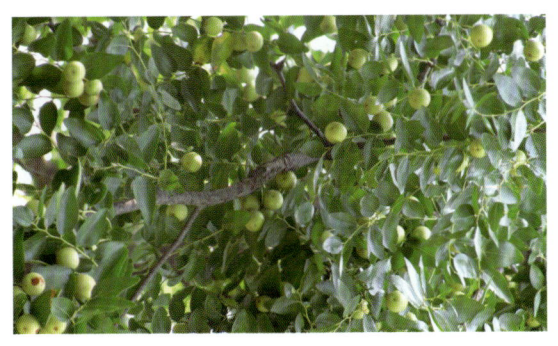
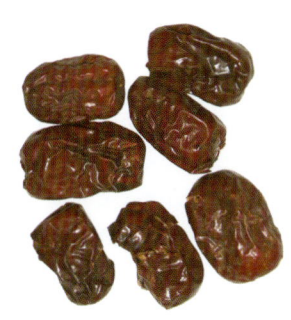

制法：将大枣浸泡片刻洗净，同粳米置于沙锅内熬成粥。

用法：每日早、晚餐食用。

功效：清凉消暑，甜润健脾。

适用：食欲不振、消化不良、睡眠不实、心绪不宁等体制虚弱者及脾虚反胃、贫血、产后乳汁不通或乳少等。

◎ 红枣炖香菇

原料：红枣10枚，干香菇20只，黄酒、盐、姜片、味精、素油各适量。

制法：将红枣、香菇用温水泡发并洗净。取有盖的炖盅1只，放入澄清过滤的泡发香菇的水、香菇、红枣、盐、味精、黄酒、姜片、素油少量，盖上盅盖，上笼蒸炖1小时左右，出笼即成。

用法：佐餐食用。

功效：补中益气。

适用：嫩肤养颜及气血不足虚证、脾胃虚弱等。

藕实茎 Oushijing

【原文】味甘，平。主补中、养神、益气力，除百疾。久服轻身，耐老，不饥，延年。一名水芝丹。生池泽。

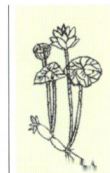

〖 今　释 〗

性味归经：甘、涩、平。归脾、肾、心经。

功效主治：补脾止泻，止带，益肾涩精，养心安神。用于脾虚泄泻，带下，遗精，心悸失眠。

用量用法：6～15克，煎服。

使用禁忌：中满痞胀、大便秘结者禁服。

来源：本品为睡莲科植物莲的干燥成熟种子和茎。

形态特征：多年生长在水中，草本植物，根茎最初细小如手指，具横走根状茎。叶圆形，高出水面，有长叶柄，具刺，成盾状生长。花单生在花梗顶端，直径10～20厘米，花瓣多数为红色、粉红色或白色，多数为雄蕊，心皮多，离生，嵌生在海绵质的花托穴内。坚果椭圆形或卵形，俗称莲子，长1.5～2.5厘米。

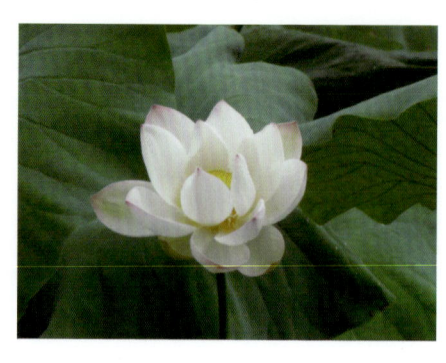

采收加工：秋季果实成熟时采割莲房，取出果实，除去果皮，干燥。

别名：莲实、莲子、泽芝、莲蓬子。

〖 **配伍应用** 〗

肾虚精关不固之遗精、滑精：常与芡实、龙骨等同用，如金锁固精丸（《医方集解》）。

脾虚带下者：常与茯苓、白术等同用。

脾肾两虚、带下清稀、腰膝酸软者：可与山茱萸、山药、芡实等同用。

脾虚久泻、食欲不振者：常与党参、茯苓、白术等同用，如参苓白术散（《和剂局方》）。

心肾不交之虚烦、心悸、失眠者：常与酸枣仁、茯神、远志等同用。

〖 **药膳食疗** 〗

◎ 莲子粥

原料：莲子、糯米各50克，白糖100克。

制法：将莲子去皮心，细切，煮烂，将糯米淘洗干净，锅内加水煮粥，待粥将熟时下莲子末，继续煮烂，加白糖停火起锅。

用法：热食，每食适量。

功效：补脾止泻，益肾固精，安神养心。

适用：夜寐多梦、遗精、久痢、虚泻、妇人崩漏带下。

◎ 莲子虾丝鸡蛋汤

原料：莲子、虾米各50克，丝瓜200克，鸡蛋1个。

制法：先将莲子加水适量煮烂，入丝瓜（切小块）煮5分钟，放入虾米，散打鸡蛋，加调味品适量即可。

用法：顿食，每日1次，连服5～7日。

功效：补脾，益肾，养心，下乳。

适用：产后体虚之乳汁不足。

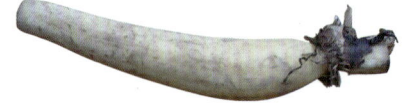

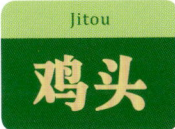
鸡头 Jitou

【原文】味甘,平。主湿痹腰脊膝痛,补中,除暴疾;益精气,强志,令耳目聪明。久服轻身不饥,耐老神仙。一名雁喙。生池泽。

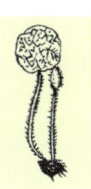

〖 今　　释 〗

性味归经:甘、涩,平。归脾、肾经。

功效主治:益肾固精,补脾止泻,除湿止带。用于遗精滑精,遗尿尿频,脾虚久泻,白浊,带下。

用量用法:9～15克,煎服。

使用禁忌:凡外感前后,疟痢疳痔,气郁痞胀,溺赤便秘,食不运化及新产后皆忌之。

来源:本品为睡莲科植物芡的干燥成熟种仁,秋末冬初采收成熟果实。

形态特征:一年生大型水生草本,全株具尖刺。根茎粗壮而短,具白色须根及不明显的茎。初生叶沉水,箭形或椭圆肾形,长4～10厘米,两面无刺;叶柄无刺;后生叶浮于水面,革质,椭圆肾形至圆形,直径10～130厘米,上面深绿色,多皱褶,下面深紫色,有短柔毛,叶脉凸起,边缘向上折。叶柄及花梗粗壮,长可达25厘米。花单生,昼开夜合,长约5厘米,萼片4,披针形,长1～1.5厘米,内面紫色;花瓣多数,长圆状披针形,长1.5～2厘米,紫红色,成数轮排列;雄蕊多数;子房下位,心皮8个,柱头红色,成凹入的圆盘状,扁平。浆果球形,直径3～5厘米,海绵质,暗紫红色。种子球形,直径约10毫米,黑色。花期7～8月,果期8～9月。

采收加工:除去果皮,取出种子,洗净,再除去硬壳(外种皮),晒干。

别名:芡实。

〖 配伍应用 〗

肾虚不固之腰膝酸软、遗精滑精者:常与金樱子相须而用,如水陆二仙丹(《仁存堂经验方》);亦可与莲子、莲须、牡蛎等配伍,如金锁固精丸(《医方集解》)。

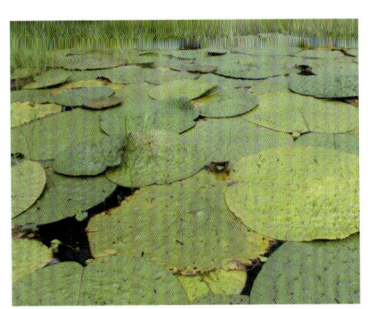

脾虚湿盛、久泻不愈者:常与白术、茯苓、扁豆等同用。

脾肾两虚之带下清稀:常与党参、白术、山药等同用。

湿热带下黄稠:则配伍清热利湿之黄柏、车前子等同用,如易黄汤(《傅青主女科》)。

〖 药膳食疗 〗

◎ 芡实粥

原料:芡实60克,粳米100克。

制法：先将芡实洗净，煮熟，晒干或烘干，研粉备用。粳米淘净后入锅，加水适量煮粥，待煮至半熟时，调入芡实粉，拌和均匀，用小火煮成稠粥，加少量白糖即成。

用法：早、晚2次分服。

功效：益肾固精。

适用：肾虚不固型遗精、尿频失禁。

◎ 芡实圆肉粥

原料：芡实、桂圆肉各15克，白糖、粳米各60克，白莲子6克。

制法：莲子洗净去心；芡实去壳，洗净，捣碎；粳米淘洗干净后，加入莲子、芡实、桂圆肉同入锅，加适量水煮粥，粥成后加入白糖溶化后即成。

用法：每日1次，可常食。

功效：补益心脾，养血安神。

适用：心脾两虚引起的失眠多梦、心悸、健忘者。

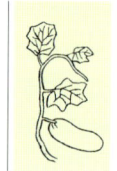

白瓜子 Baiguazi

【原文】味甘，平。主令人悦泽，好颜色；益气不饥。久服轻身耐老。一名水芝。生平泽。

〖今 释〗

性味归经：甘，微寒。归肺、大肠经。

功效主治：清肺化痰，利湿排脓。用于肺热咳嗽，肺痈，肠痈，淋病，水肿，脚气，痔疮，鼻面酒等。

用量用法：10～15克，煎服，或研末服。**外用**：适量，煎水洗或研膏涂敷。

使用禁忌：久服寒中。

来源：为葫芦科植物冬瓜的种子。

形态特征：一年生攀援草本。茎长大粗壮而略呈方形，密被黄褐色刺毛，卷须分枝。单叶互生；具长柄，柄长达10余厘米；叶片阔卵形或近于肾形，长15～30厘米，宽与长几相等，具5～7棱角或呈浅裂状，先端尖，基部心形，边缘具锯齿，两面均被粗毛，叶脉网状。花单性，雌雄同株，单生于叶腋；雄花

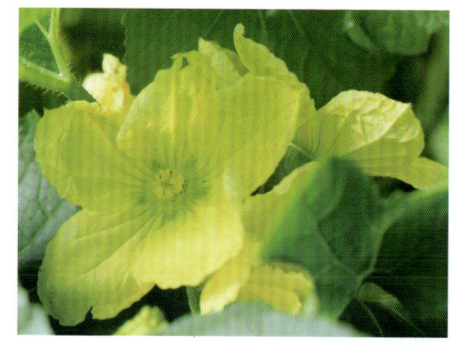

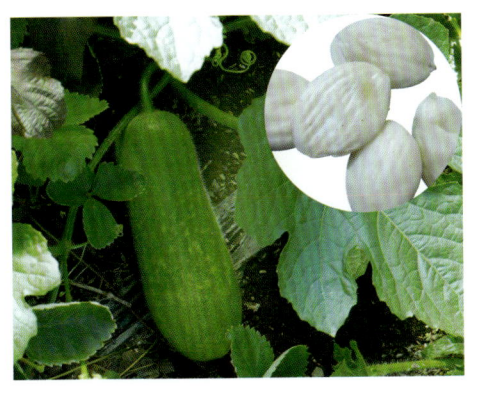

花梗长5~15厘米，花萼管状，5裂，裂片三角状卵形，边缘具锯齿，花冠黄色，5裂几至基部，直径6~10厘米，花瓣外展，长3~5厘米。瓠果肉质。椭圆形或长方状椭圆形、有时近圆形，果皮淡绿色，表面具一层白色蜡质的粉末，果肉白色肥厚，果梗圆柱形，具纵槽，种子多数，白色或黄白色；卵形或长卵形，边缘通常具一棱边，有的栽培品种边缘平滑。花期5~6月，果期6~8月。

采收加工：将冬瓜子筛净泥屑，炒至黄色，取出晾凉。

别名：甘瓜子、冬瓜子。

〖配伍应用〗

水肺痈：冬瓜仁与苇茎、薏苡仁、桃仁同用，如千金苇茎汤（《金匮要略》）。

肠痈脓未成，少腹肿痞，按之即痛，如淋，小便自调，时时发热，自汗出，复恶寒，其脉迟紧者：冬瓜仁与大黄、牡丹皮、桃仁、芒硝同用，如大黄牡丹汤（《金匮要略》）。

男子白浊，女子白带：陈冬瓜仁炒为末，每空心米饮服。（《救急易方》）

消渴不止，小便多：干冬瓜子、麦冬、黄连同用，水煎饮之。《摘元方》

〖药膳食疗〗

◎ 冬瓜豆腐汤

原料：冬瓜子30克，豆腐500~1000克。

制法：将豆腐切成块，与冬瓜子同入沙锅内，加适量水煮20分钟即可。

用法：佐餐食用。

功效：化痰止可。

适用：咳嗽多痰、慢性气管炎。

◎ 冬瓜子粥

原料：冬瓜子30克（干品15克），粳米100克。

制法：冬瓜子煎水去渣，同米煮粥。

用法：随意服食。

功效：利尿消肿。

适用：小便不利、身体浮肿者。

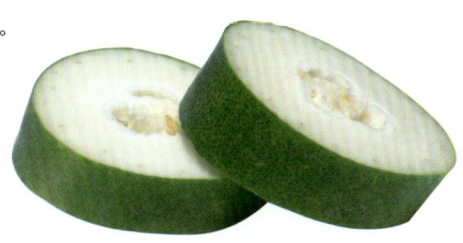

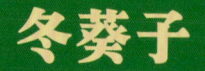

冬葵子 Dongkuizi

【原文】味甘，寒。主五脏六腑寒热，羸瘦；五癃，利小便。久服坚骨，长肌肉，轻身延年。

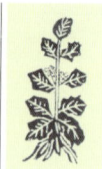

〖今　释〗

性味归经：甘、涩、凉。归大肠、小肠、膀胱经。

功效主治：清热利尿，消肿。用于尿闭，水肿，口渴；尿路感染。

用量用法：3～9克，煎服。

使用禁忌：脾虚肠滑者忌服，孕妇慎服。

来源：本品为锦葵科植物冬葵的干燥成熟种子。

形态特征：一年生草本，高30～90厘米。茎直立，被疏毛或几无毛。叶互生，掌状5～7浅裂，圆肾形或近圆形，基部心形，边缘具钝锯齿，掌状5～7脉，有长柄。花小，丛生于叶腋，淡红色，小苞片3，广线形；萼5裂，裂片广三角形；花冠5瓣，倒卵形，先端凹入；雄蕊多数，花丝合生；子房10～12室，每室有1个胚珠。果实扁圆形，由10～12心皮组成，果熟时各心皮彼此分离，且与中轴脱离，心皮无毛，淡棕色。

采收加工：夏、秋二季果实成熟时采收。除去杂质，阴干。

别名：葵子、葵菜子。

〖配伍应用〗

热淋：与石韦、瞿麦、滑石等同用，如石韦散（《证治汇补》）。

血淋及妊娠子淋：本品单味用（《千金方》）。

石淋：与海金沙、金钱草、鸡内金等同用。

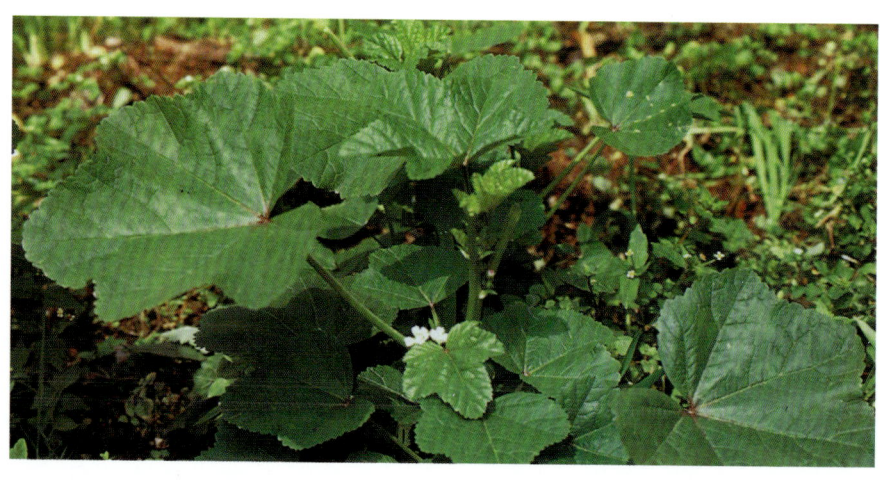

水肿胀满、小便不利：配猪苓、泽泻、茯苓等同用。
关格胀满、大小便不通：以本品单味为末服（《肘后方》）。
产后乳汁不通、乳房胀痛：与穿山甲、王不留行等同用。
肠燥便秘症：与郁李仁、杏仁、桃仁等同用。

〖 药膳食疗 〗
◎ 冬葵赤豆汤
原料：冬葵子15克，玉米须60克，赤小豆100克，白糖适量。
制法：将玉米须、冬葵子煎水取汁，加入赤小豆煮成汤，加入白糖调味。
每次：每日2次，吃豆喝汤。
功效：利胆除湿，利水消肿。
适用：水湿停滞型脂肪肝者。

◎ 凫葵粥
原料：凫葵（即冬葵）250克，粟米100克，盐豆豉汁适量。
制法：将盐豆豉汁煮沸，下粟米再煮，将凫葵切细入粥内，熬成粥。
用法：空腹任意食用。
功效：利水消肿。
适用：尿路感染、尿闭、水肿等。

胡麻 Huma

【原文】味甘，平。主伤中虚羸，补五内，益气力，长肌肉，填髓脑。久服轻身不老。一名巨胜。生川泽。叶名青蘘。味甘，寒。主五脏邪气，风寒湿痹；益气；补脑髓，坚筋骨。久服耳目聪明，不饥不老增寿，巨胜苗也。

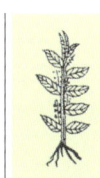

〖 今 释 〗
性味归经：甘，平。归肝、肾、大肠经。
功效主治：补肝肾，益精血，润肠燥。用于精血亏虚，头晕眼花，耳鸣耳聋，须发早白，病后脱发，肠燥便秘。
用量用法：9～15克。
使用禁忌：脾虚便溏者慎服。
来源：本品为脂麻科植物脂麻的干燥成熟种子。
形态特征：一年生草本，高达1米。茎直立，四棱形，稍有柔毛。叶对生或上部叶

互生，上部叶披针形或狭椭圆形，全缘，中部叶卵形，有锯齿，下部叶3裂。花单生或2～3朵生叶叶腋，花萼裂片披针形；花冠白色或淡紫色。蒴果四棱状长椭圆形，上下几等宽，顶端稍尖，有细毛，种子多数，黑色、白色或淡黄色。

采收加工：秋季果实成熟时采剖植株，晒干，打下种子，除去杂质，再晒干。

别名：芝麻。

〖 配伍应用 〗

精亏血虚、肝肾不足引起的头晕眼花、须发早白、四肢无力等症：配伍桑叶为丸服，如（《寿世保元》）扶桑至宝丹（又名桑麻丸）；亦常配伍巴戟天、熟地黄等，以延年益寿。

精亏血虚之肠燥便秘：可单用，或与肉苁蓉、苏子、火麻仁等同用。

〖 药膳食疗 〗

◎ 芝麻核桃粥

原料：黑芝麻50克，核桃仁100克，大米适量。

制法：黑芝麻、核桃仁捣碎，大米洗净，加水适量煮成粥。

用法：每食适量。

功效：补肾润燥，健脑和中。

适用：身体虚弱、头发早白、大便干燥、头晕目眩等。

◎ 黑芝麻桃松糊

原料：黑芝麻、胡桃仁、松子仁各30克，蜂蜜适量。

制法：将芝麻、胡桃仁、松子仁捣烂，加适量蜂蜜调均匀，用温开水冲服。

用法：每日1次，常服。

功效：滋阴润肠。

适用：阴虚肠燥大便秘结者。

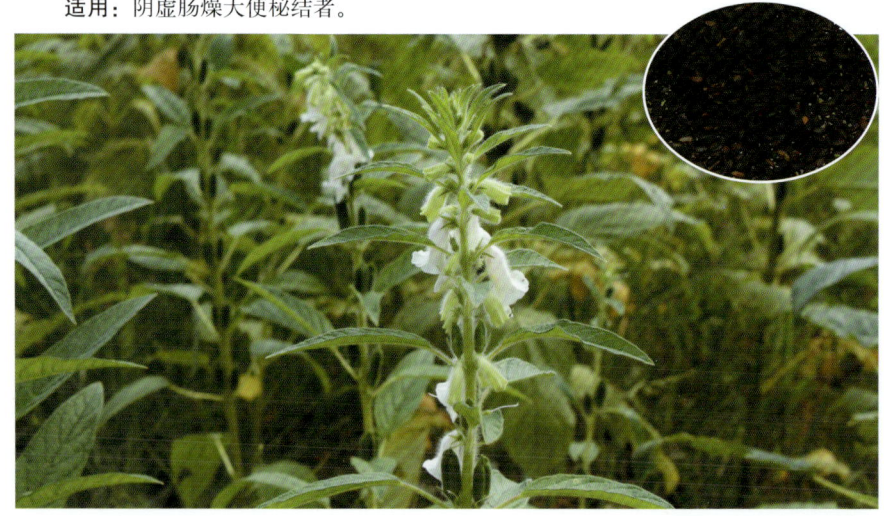

本经·中品

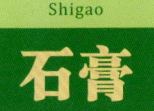

Shigao
石膏

【原文】味辛,微寒。主中风寒热,心下逆气,惊,喘,口干舌焦不能息,腹中坚痛;除邪鬼;产乳;金疮。生山谷。

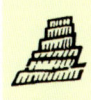

〖今 释〗

性味归经:甘、辛,大寒。归肺、胃经。

功效主治:清热泻火,除烦止渴。用于外感热病,高热烦渴,肺热喘咳,胃火亢盛,头痛,牙痛。

用量用法:15~60克,先煎。

使用禁忌:脾胃虚寒及血虚、阴虚发热者忌服。

来源:本品为硫酸盐类矿物硬石膏族石膏,主含含水硫酸钙。

形态特征:单斜晶系。晶体常作板状,集合体常呈致密粒状、纤维状或叶片状。颜色通常为白色,结晶体无色透明,当成分不纯时可呈现灰色、肉红色、蜜黄色或黑色等。条痕白色。透明至半透明。解理面呈玻璃光泽或珍珠状光泽,纤维状者呈绢丝光泽。片状解理显著。断口贝状至多片状。硬度1.5~2,比重2.3。具柔性和挠性。

采收加工:采挖后,除去泥沙及杂石。

别名:细石、细理石。

〖配伍应用〗

温热病气分实热(症见壮热、烦渴、汗出、脉洪大者):常与知母相须为用,如白虎汤(《伤寒论》)。

温病气血两燔(症见壮热、神昏谵语、发斑者):配清热凉血之玄参等,如化斑汤(《温病条辨》)。

肺热喘咳、发热口渴者:配麻黄、杏仁等,如麻杏石甘汤(《伤寒论》)。

胃火上攻之牙龈肿痛:常配黄连、升麻等同用,如清胃散(《外科正宗》);胃火头痛,可配川芎用,如石膏川芎汤(《云岐子保命集论类要》)。

溃疡不敛：可配红粉研末置患处，如九一散（《中国药典》2000年版）。
湿疹瘙痒：可配枯矾用，如二味隔纸膏（《景岳全书》）。
湿疮肿痒：可配黄柏研末外掺，如石黄散（《青囊秘传》）。
水火烫伤：可配青黛用，如牡蛎散（《外台秘要》）。
外伤出血：煅石膏研末外撒。

〖药膳食疗〗

◎ 石膏粳米汤

原料：生石膏、粳米各60克。

制法：上2味，加水3大碗，煎至米熟烂，约得清汁两大碗。

用法：趁热饮用。

功效：清热泻火，除烦止渴。

适用：外感二、三日后，身体壮热，不恶寒而心中烦热或温热病，邪热在气分，壮热头痛，口干烦渴，脉洪大有力者。

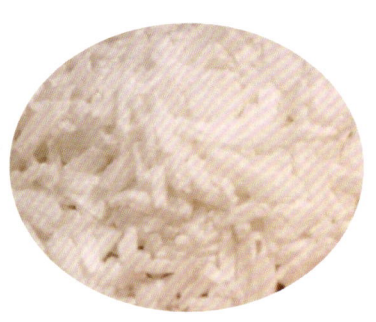

◎ 石膏煮猪肝

原料：石膏末3克，猪肝1片。

制法：将猪肝薄批，撒石膏末在上，缠定，沙锅内煮熟。

用法：切食之，每日1次。

功效：养肝，清热，明目。

适用：雀目夜昏百治不效。

阳起石 Yangqishi

【原文】味咸，微温。主崩中漏下，破子脏中血；癥结气，寒热，腹痛；无子，阴痿不起，补不足。一名白石。生山谷。

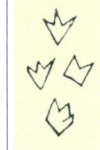

〖今 释〗

性味归经：咸，微温。归肾经。

功效主治：温肾壮阳。用于下元虚寒，男子阳痿滑精，女子宫冷不孕。

用量用法：3～4.5克，入丸、散。外用：适量。

使用禁忌：阴虚火旺者忌服。

来源：为硅酸盐类阳起石或阳起石石棉的矿石。

形态特征：单斜晶系。晶体呈长柱状、针状、毛发状。但通常成细放射状、棒状或纤维状的集合体。颜色由带浅绿色的灰色到暗绿色，具玻璃光泽，透明至不透明，单向完全解理，断口呈多片状。硬度5.5～6，比重3.1～3.3。性脆。常见于各种变质岩中。

采收加工：采得后，去净泥土、杂石。

别名：羊起石、白石。

〖 **配伍应用** 〗

男子阳痿遗精、女子宫冷不孕、崩中漏下以及腰膝冷痛等症：单用本品煅后研末，空心盐汤送服，如（《普济方》）。

精清精冷无子：与鹿茸、菟丝子、肉苁蓉等配伍，如阳起石丸（《妇科玉尺》）。

子宫虚寒不孕：与吴茱萸、干姜、熟地黄等配伍，如阳起石丸（《和剂局方》）。

〖 **药膳食疗** 〗

◎ 阳起石粥

原料：阳起石10克，大米50克，白糖适量。

制法：将阳起石择净，放入锅中，加清水适量，浸泡5～10分钟后，水煎取汁，加大米煮粥，待熟时调入白糖，再煮一、二沸服食。

用法：每日1剂。

功效：温肾壮阳。

适用：肾阳不足所致的肾虚阳痿、遗精、女子宫冷不孕、腰膝冷痛等。

◎ 兴阳酒

原料：阳起石、淫羊藿各30克，米酒500克。

制法：将淫羊藿、阳起石在米酒中浸泡15～25日。

用法：每次20～30毫升，每晚1次。

功效：补肾壮阳。

适用：阳虚所致的阳痿、遗精、早泄、腰胫酸软、畏寒等。

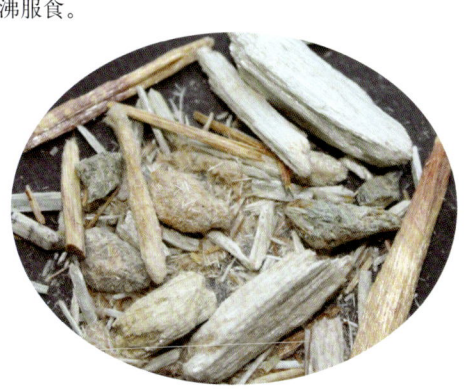

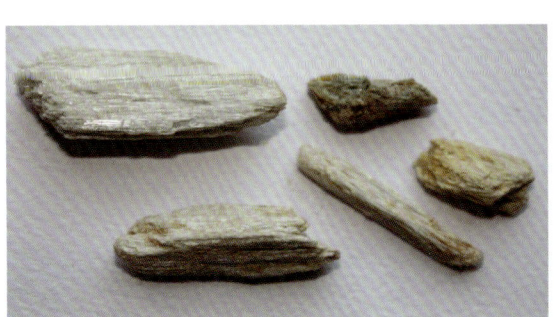

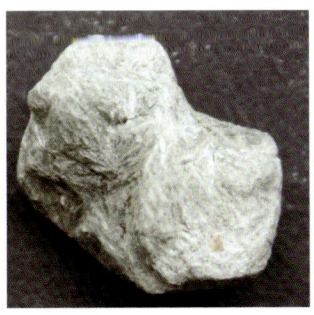

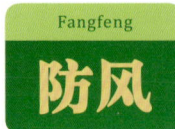

【原文】 味甘,温。主大风头眩痛,恶风;风邪目盲无所见;风行周身骨节疼痹,烦满。久服轻身。一名铜芸。生川泽。

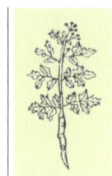

〖今 释〗

性味归经:辛、甘,微温。归膀胱、肝、脾经。

功效主治:祛风解表,胜湿止痛,止痉。用于感冒头痛,风湿痹痛,风疹瘙痒,破伤风。

用量用法:5~10克,煎服。

使用禁忌:阴虚火旺、血虚发痉者谨用。

来源:本品为伞形科植物防风的干燥根。

形态特征:多年生草本,高30~80厘米,全体无毛。茎单生,2歧分枝。基生叶有长柄,2~3回羽状分裂,裂片楔形,有3~4缺刻。顶生叶简化,具扩展叶鞘,复伞形花序,顶生;白色。双悬果卵形,幼嫩时具疣状突起,成熟时裂开成2分果,悬挂在二果柄的顶端,分果有棱。

采收加工:春、秋二季采挖未抽花茎植株的根,除去须根及泥沙,晒干。

别名:山芹菜、白毛草。

〖配伍应用〗

风寒表证、头痛身痛、恶风寒者:常与荆芥、羌活、独活等同用,如荆防败毒散(《摄生众妙方》)。

风热表证、发热恶风、咽痛口渴者:常配伍薄荷、蝉蜕、连翘等,如玉屏风散(《丹溪心法》)。

风寒皮肤瘙痒者:常与麻黄、白芷、苍耳子等配伍。

风热皮肤瘙痒者:常配伍薄荷、蝉蜕、僵蚕等;**湿热者**:可与土茯苓、白鲜皮、赤小豆等同用。

血虚风燥瘙痒者:常与当归、地黄等配伍。

瘙痒兼里实热结者:常配伍大黄、芒硝、黄芩等,如防风通圣散(《宣明论方》)。

风寒湿邪郁而化热、关节红肿热痛,成为热痹者:可与地龙、薏苡仁、乌梢蛇等同用。

脾虚湿盛、清阳不升所致的泄泻:可与人参、黄芪、白术等配伍,如升阳益胃汤(《脾胃论》)。

土虚木乘、肝郁侮脾、肝脾不和、腹泻而痛者：常与白术、白芍、陈皮同用，如痛泻要方（《景岳全书》引刘草窗方）。

〖药膳食疗〗

◎ 防风粥

原料：防风10～15克，粳米30～60克，葱白2茎。

制法：先以防风、葱白，水煎取汁，去渣；另用粳米煮粥，待粥将熟时加入药汁，煮成稀粥。

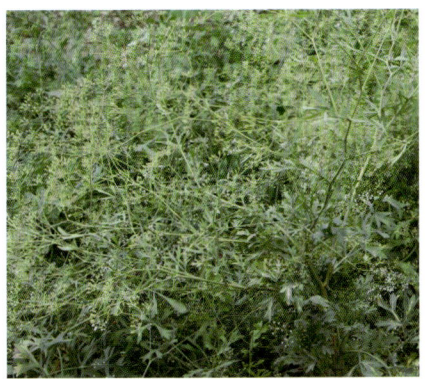

用法：趁热温服。

功效：祛风解表，散寒止痛。

适用：头身疼痛、骨节酸痛、头风头痛等。

◎ 防风薏米粥

原料：防风10克，薏米30克。

制法：将防风、薏米洗净加入适量水，煮成粥即可。

用法：每日1次，连服1周。

功效：清热除痹。

适用：各类风湿性关节炎患者。

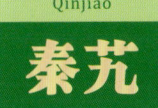

秦艽 Qinjiao

【原文】味苦，平。主寒热邪气；寒湿风痹，肢节痛；下水，利小便。生川谷。

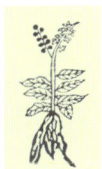

〖今　释〗

性味归经：辛、苦、平。归胃、肝、胆经。

功效主治：祛风湿，清湿热，止痹痛，退虚热。用于风湿痹痛，中风半身不遂，筋脉拘挛，骨节酸痛，湿热黄疸，骨蒸潮热，小儿疳积发热。

用量用法：3～10克，煎服。

使用禁忌：久痛虚羸，溲多，便滑者忌服。

来源：本品为龙胆科植物秦艽、麻花秦艽、粗茎秦艽或小秦艽的干燥根。前三种按性状不同分别习称"秦艽"和"麻花艽"，后一种习称"小秦艽"。

形态特征：多年生草本植物，高30～60厘米，茎单一，圆形，节明显，斜升或直立，光滑无毛。基生叶较大，披针形，先端尖，全缘，平滑无毛，茎生叶较小，对生，叶基联合，叶片平滑无毛。聚伞花序由多数花簇生枝头或腋生作轮状，花冠蓝色或蓝

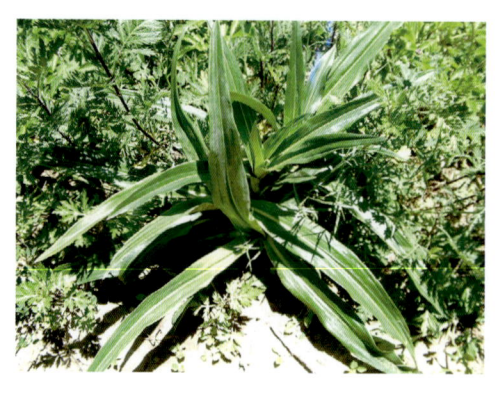

紫色。蒴果长椭圆形。种子细小，距圆形，棕色，表面细网状，有光泽。

采收加工：春、秋二季采挖，除去泥沙；秦艽及麻花艽晒软，堆置"发汗"至表面呈红黄色或灰黄色时，摊开晒干，或不经"发汗"直接晒干；小秦艽趁鲜时搓去黑皮，晒干。

别名：秦胶、秦纠、大艽、西大艽、西秦艽。

〖 **配伍应用** 〗

风寒湿痹：配天麻、羌活、当归、川芎等，如秦艽天麻汤（《医学心悟》）。

中风口眼㖞斜、言语不利、恶风恶寒者：与升麻、葛根、防风、芍药等配伍，如秦艽升麻汤（《卫生宝鉴》）。

血虚中风者：与当归、熟地黄、白芍、川芎等同用，如秦艽汤（《不知医必要》）。

骨蒸日晡潮热：常与青蒿、地骨皮、知母等同用，如秦艽鳖甲散（《卫生宝鉴》）。

肺痿骨蒸劳嗽：与人参、鳖甲、柴胡等配伍，如秦艽扶羸汤（《杨氏家藏方》）。

小儿疳积发热：多与薄荷、炙甘草相伍，如秦艽散（《小儿药证直诀》）。

湿热黄疸：可与茵陈蒿、栀子、大黄等配伍，如山茵陈丸（《圣济总录》）。

〖 **药膳食疗** 〗

◎ 秦艽奶

原料：秦艽20克，牛奶500克。

制法：把秦艽与牛乳同煮，去渣。

用法：温食，每日2次。

功效：补虚，解毒，燥湿，利胆。

适用：黄疸、心烦热、口干、尿黄少等。

◎ 秦艽饮

原料：秦艽10克，炙甘草3克。

制法：将秦艽、炙甘草洗净，用水煎煮，取汁200毫升。

用法：代茶饮用，每日1剂。

功效：祛风湿，止痹痛，清湿热。

适用：风湿痹痛、关节拘挛及肩周炎等。

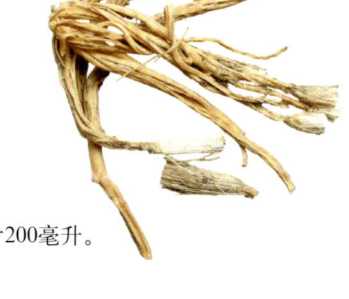

黄芪 Huangqi

【原文】味甘，微温。主痈疽久败疮，排脓止痛；大风癞疾；五痔鼠瘘；补虚小儿百病。一名戴糁。生山谷。

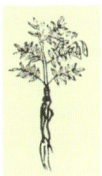

〖 今　　释 〗

性味归经：甘，微温。归肺、脾经。

功效主治：补气升阳，固表止汗，利水消肿，生津养血，行滞通痹，托毒排脓，敛疮生肌。用于气虚乏力，食少便溏，中气下陷，久泻脱肛，便血崩漏，表虚自汗，气虚水肿，内热消渴，血虚萎黄，半身不遂，痹痛麻木，痈疽难溃，久溃不敛。

用量用法：9～30克，煎服。蜜炙可增强其补中益气的作用。

使用禁忌：表实邪盛，气滞湿阻，食积停滞，痈疽初起或溃后热毒尚盛等实证，以及阴虚阳亢者，均须禁服。

来源：本品为豆科植物蒙古黄芪或膜荚黄芪的干燥根。

形态特征：蒙古黄芪为多年生草本，茎直立，高40～80厘米。奇数羽状复叶，小叶12～18对，小叶片小，宽椭圆形或长圆形，两端近圆形，上面无毛，下面被柔毛，托叶披针形。总状花序腋生，常比叶长，花5～20朵。花萼钟状，密被短柔毛，花冠黄色至淡黄色，子房光滑无毛。荚果膜质，膨胀，半卵圆形，均无毛。

采收加工：春、秋二季采挖，除去须根及根头，晒干。

别名：箭芪、红芪、绵芪、独芪、白皮芪。

〖 配伍应用 〗

风脾虚中气下陷之久泻脱肛、内脏下垂：常与人参、升麻、柴胡等同用，如补中益气汤（《脾胃论》）。

气虚水肿：常与白术、茯苓等配伍。

血虚证：常与当归同用，如当归补血汤（《兰室秘藏》）。

脾虚不能统血所致失血证：常与人参、白术等同用，如归脾汤（《济生方》）。

脾虚不能布津之消渴：常与天花粉、葛根等同用，如玉液汤（《医学衷中参西录》）。

肺气虚弱、咳喘日久、气短神疲者：常与紫菀、款冬花、杏仁等配伍。

气虚自汗脾肺气虚者：常与牡蛎、麻黄根等同用，如牡蛎散（《和剂局方》）。

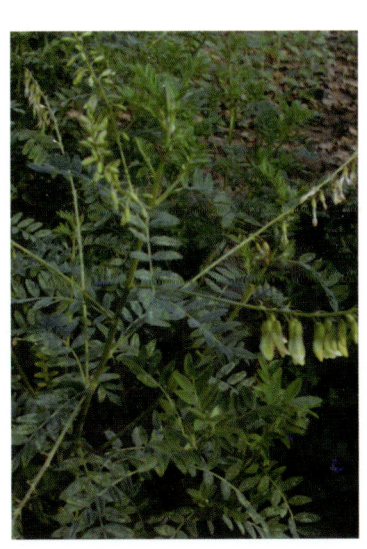

因卫气不固、表虚自汗而易感风邪者：宜与白术、防风等同用，如玉屏风散（《丹溪心法》）。

气血亏虚、疮疡难溃难腐或溃久难敛：常与人参、当归、升麻、白芷等同用，如托里透脓散（《医宗金鉴》）。

溃疡后期、因气血虚弱、脓水清稀、疮口难敛者：常与人参、当归、肉桂等同用，如十全大补汤（《和剂局方》）。

〖 药膳食疗 〗

◎ 黄芪熟地鸡粥

原料：黄芪、熟地黄各30克，粳米200克，母鸡肉250克，盐、麻油各适量。

制法：将黄芪、熟地黄入锅中，加水适量，煎取汁，与母鸡肉及淘洗干净的粳米同入锅，加水适量，用大火烧沸后转用小火熬煮成稀粥，加麻油、盐调味即成。

用法：每日分数次食用。

功效：补中益气，补血益精，补肾滋阴。

适用：遗尿、夜尿频、下腹冷痛等。

◎ 黄芪姜枣汤

原料：黄芪、大枣各15克，生姜3片。

制法：将黄芪、大枣、生姜加水适量，用大火煮沸，再用小火约1小时即可。

用法：每日早、晚分食。

功效：益气补虚，解表散寒。

适用：气虚易感冒者。

◎ 灵芝黄芪汤

原料：黄芪、灵芝、鸡血藤、黄精各15克，盐适量。

制法：将灵芝、黄精、鸡血藤、黄芪洗净，放入沙锅中，加水适量，浸渍2小时，用小火煎煮50~60分钟，取汁；药渣再加水适量，煎煮40分钟，取汁，合并药汁即可。

用法：早、晚分服。

功效：补气养血。

适用：气血两虚、纳食减少、身倦乏力、面色少华、白细胞减少症等。

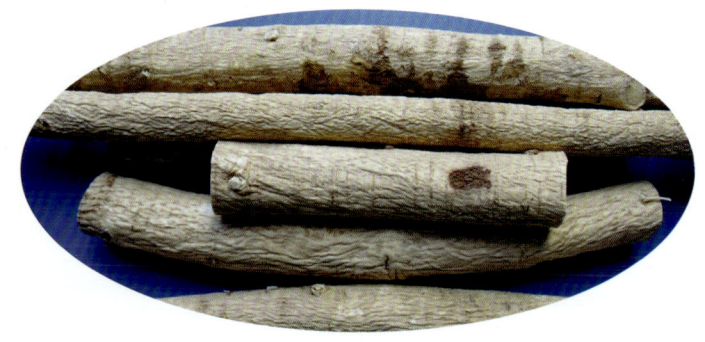

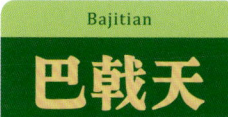

【原文】 味辛，微温。主大风邪气；阴痿不起；强筋骨。安五脏，补中；增志，益气。生山谷。

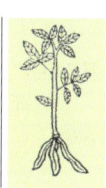

〖 今　　释 〗

性味归经：甘，辛，微温。归肾、肝经。

功效主治：补肾阳，强筋骨，祛风湿。用于阳痿遗精，宫冷不孕，月经不调，少腹冷痛，风湿痹痛，筋骨痿软。

用量用法：3～10克，煎服。

使用禁忌：阴虚火旺者忌服。

来源：本品为茜草科植物巴戟天的干燥根。

形态特征：藤状灌木。根肉质肥厚，圆柱形，呈结节状，茎有纵棱，小枝幼时有褐色粗毛。叶对生，叶片长椭圆形，全缘，叶缘常有稀疏的短睫毛，下面中脉被短粗毛，托叶鞘状。头状花序有花2～10朵，排列与枝端，花序梗被污黄色短粗毛，花萼先端有不规则的齿裂或近平截，花冠白色，肉质。核果近球形，种子4粒。

采收加工：全年均可采挖，洗净，除去须根，晒至六七成干，轻轻捶扁，晒干。

别名：糠藤、鸡肠风、黑藤钻、鸡眼藤、三角藤。

〖 配伍应用 〗

肾阳虚弱，命门火衰所致阳痿不育：可配淫羊藿、仙茅、枸杞子，如赞育丸（《景岳全书》）。

下元虚寒之宫冷不孕、月经不调、少腹冷痛：配肉桂、吴茱萸、高良姜，如巴戟丸（《和剂局方》）。

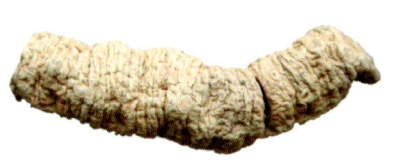

小便不禁：常与桑螵蛸、益智仁、菟丝子等同用，如（《奇效良方》）。

肾虚骨痿、腰膝酸软：常与肉苁蓉、杜仲、菟丝子等配伍，如金刚丸（《张氏医通》）。

风冷腰胯疼痛、行步不利：配羌活、杜仲、五加皮等同用，如巴戟丸（《圣惠方》）。

〖 药膳食疗 〗

◎ 巴戟羊肉粥

原料：巴戟天、肉苁蓉各10～15克，精羊肉63克，粳米100克，葱白2茎，生姜3片，盐适量。

做法：分别将巴戟天、肉苁蓉、精羊肉洗净后细切，先用沙锅水煎巴戟天、肉苁蓉去渣取汁，与羊肉、粳米同煮，待煮沸后，再加入盐、生姜、葱白煮为稀粥。

用法：每日1～2次，温服。5～7日为1个疗程。

功效：补肾助阳，健脾养胃，润肠通便。

适用：肾阳虚弱所致的女子不孕、男子阳痿、遗精、早泄、腰膝冷痛、小便频数、夜间多尿、遗尿以及老年阳虚便秘等。

◎ 巴戟苁蓉鸡

原料：巴戟天、肉苁蓉各15克，仔鸡1只。

制法：二药纱布包扎，鸡去肠杂等，洗净，切块，加水一同煨炖，以姜、花椒、盐等调味。

用法：去纱布包后，饮汤食肉。

功效：益肾壮阳。

适用：肾虚阳痿。

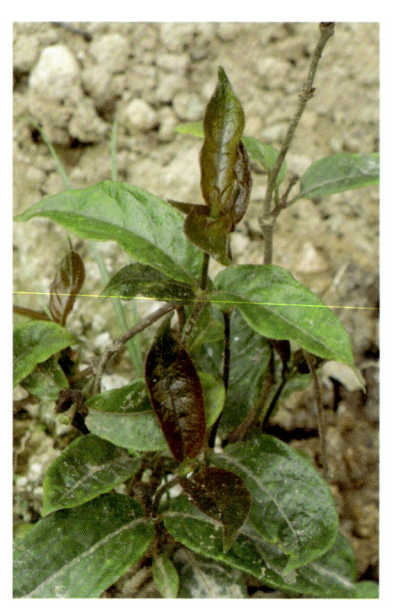

吴茱萸 Wuzhuyu

【原文】味辛，温。主温中，下气止痛；逆寒热；除湿；血痹；逐风邪、开腠理。根，杀三虫。一名。生川谷。

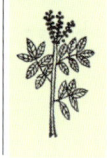

〖今　释〗

性味归经：辛、苦，热；有小毒。归肝、脾、胃、肾经。

功效主治：散寒止痛，降逆止呕，助阳止泻。用于厥阴头痛，寒疝腹痛，寒湿脚气，经行腹痛，脘腹胀痛，呕吐吞酸，五更泄泻。

用量用法：2～5克，煎服。外用：适量。

使用禁忌：本品辛热燥烈，易耗气动火，故不宜多用、久服。

来源：本品为芸香科植物吴茱萸、石虎或疏毛吴茱萸的干燥近成熟果实。

形态特征：为灌木或小乔木，小枝紫褐色，幼枝、叶轴及序轴均被锈色长柔毛，裸芽密紫褐色长茸毛。叶对生，单数羽状复叶；小叶椭圆形至卵形，全缘或有不明显的钝锯两面均密被长柔毛，有粗大腺点。花单性，雌雄异株；聚伞状圆锥花序顶生，花白色。果，成熟时紫红色，表面有粗大的腺点。

采收加工：8～11月果实尚未开裂时，剪下果枝，晒干或低温干燥，除去枝、叶、果梗等杂质。

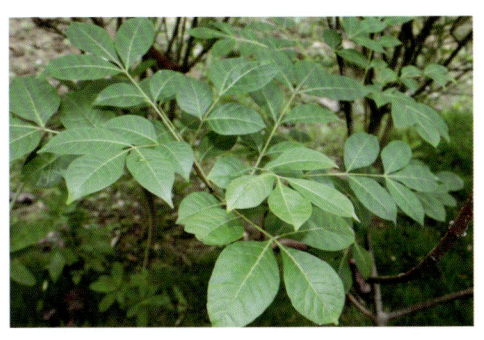

别名：茶辣、伏辣子、曲药子、臭泡子。

〖配伍应用〗

寒疝腹痛：常与小茴香、川楝子、木香等配伍，如导气汤（《医方简义》）。

冲任虚寒、瘀血阻滞之痛经：与桂枝、当归、川芎等同用，如温经汤（《金匮要略》）。

寒湿脚气肿痛：与木瓜、苏叶、槟榔等配伍，如鸡鸣散（《类编朱氏集验医方》）。

霍乱心腹痛、呕吐不止：常与干姜、甘草同用，如吴茱萸汤（《圣济总录》）。

外寒内侵、胃失和降之呕吐：与半夏、生姜等同用。

肝郁化火、肝胃不和的胁痛口苦、呕吐吞酸：配伍黄连，如左金丸（《丹溪心法》）。

〖药膳食疗〗

◎ 吴茱萸粥

原料：吴茱萸2克，粳米50克，生姜2片，葱白2茎。

制法：将吴茱萸研为细末，用粳米先煮粥，待米熟后下吴茱萸末及生姜、葱白，同煮为粥。

用法：每日2次，早、晚温热服。

功效：补脾暖胃，温中散寒，止痛止吐。

适用：虚寒型痛经、脘腹冷痛、呕逆吐酸等。

◎ 吴茱萸汤

原料：吴茱萸、党参各9克，生姜18克，大枣4枚。

制法：将上味药洗净，一起放入锅中，加水煎煮个熟，去渣取汁服用。

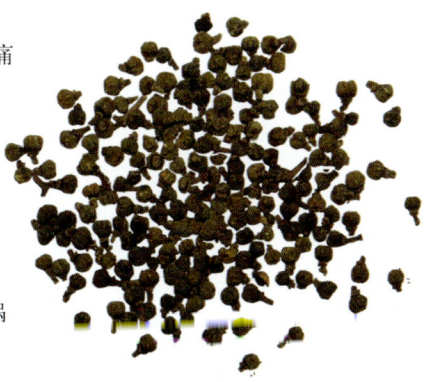

用法：佐餐食用。

功效：温中补虚，降逆止呕。

适用：脾胃虚寒或肝经寒气上逆，而见吞酸嘈杂，或头顶痛、干呕吐涎沫、舌淡苔白滑、脉沉迟者。

黄连 Huanglian

【原文】 味苦,寒。主热气目痛,伤泣出,明目;肠,腹痛下利;妇人阴中肿痛。久服令人不忘。一名王连。生川谷。

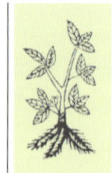

〖今 释〗

性味归经: 苦,寒。归心、脾、胃、肝、胆、大肠经。

功效主治: 清热燥湿,泻火解毒。用于湿热痞满,呕吐吞酸,泻痢,黄疸,高热神昏,心火亢盛,心烦不寐,心悸不宁,血热吐衄,目赤,牙痛,消渴,痈肿疔疮;外治湿疹,湿疮,耳道流脓。酒黄连善清上焦火热。用于目赤,口疮。姜黄连清胃和胃止呕。用于寒热互结,湿热中阻,痞满呕吐。萸黄连舒肝和胃止呕。用于肝胃不和,呕吐吞酸。

用量用法: 2~5克,煎服。外用:适量。

使用禁忌: 胃虚呕恶,脾虚泄泻,五更肾泻,均应慎服。

来源: 本品为毛茛科植物黄连、三角叶黄连或云连的干燥根茎。以上三种分别习称"味连"、"雅连"、"云连"。

形态特征: 黄连为多年生草本,根茎黄色,常有分枝,形如鸡爪。叶基生,有长柄;叶片卵状三角形,三全裂,中央裂片棱形,具柄,羽毛深裂,边缘有锐锯齿。侧生裂片比中央裂片短。花葶1~2,二歧或多歧聚伞花序,花3~8,苞片披针形,羽状深裂;萼片5,黄绿色,窄卵形,花瓣线型或线状披针形,中央有蜜槽;雄蕊多数,外轮雄蕊比花瓣略短。果具柄。

采收加工: 秋季采挖,除去须根及泥沙,干燥,撞去残留须根。

别名: 味连、雅连、云连、川连。

〖配伍应用〗

胃热呕吐: 配石膏用,如石连散(《仙拈集》)。

脾胃虚寒、呕吐酸水: 配人参、白术、干姜等用,如连理汤(《症因脉治》)。

心火亢盛所致神昏、烦躁之证: 配黄芩、黄柏、栀子,如黄连解毒汤(《外台秘要》)。

高热神昏: 配石膏、知母、玄参、牡丹皮等用,如清瘟败毒饮(《疫疹一得》)。

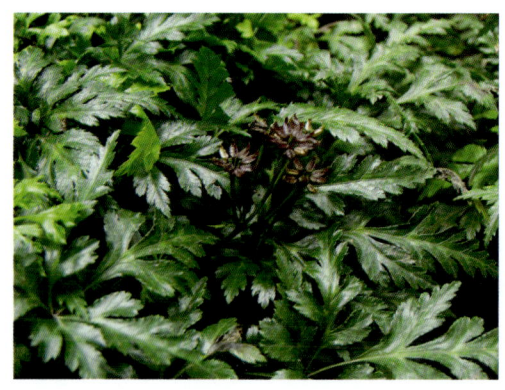

心火亢旺、心肾不交之怔忡不寐：配肉桂，如交泰丸（《韩氏医通》）。

邪火内炽、迫血妄行之吐衄：配大黄、黄芩，如泻心汤（《金匮要略》）。

痈肿疔毒：多与黄芩、黄柏、栀子同用，如黄连解毒汤（《外台秘要》）。

胃火上攻、牙痛难忍：配生地黄、升麻、牡丹皮等用，如清胃散（《兰室秘藏》）。

肾阴不足，心胃火旺之消渴：配生地黄，如黄连丸（《外台秘要》）。

〖 **药膳食疗** 〗

◎ 黄连白头翁粥

原料：川黄连10克，粳米30克，白头翁50克。

制法：将黄连、白头翁入沙锅，加清水300毫升，浸透，煎至150毫升，去渣取汁。粳米加水400毫升，煮至米开花时，兑入药汁，煮成粥，待食。

用法：每日3次，温热服食。虚寒久痢忌用。

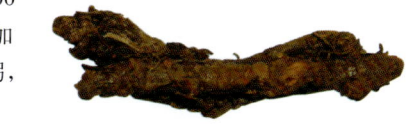

功效：清热，凉血，解毒。

适用：腹痛、腹泻、里急后重。

◎ 黄连鸡子炖阿胶

原料：黄连10克，生白芍20克，阿胶50克，鲜鸡蛋（去蛋清）2枚。

制法：先将黄连、生白芍加水煮取浓汁约150毫升，然后去渣；再将阿胶加水50毫升，隔水蒸化，把药汁倒入再慢火煎膏，将成时放入蛋黄拌匀即可。

用法：每服适量，每晚睡前服1次。

功效：交通心肾。

适用：心肾不交之不寐。

五味子 Wuweizi

【原文】味酸，温。主益气；逆上气；劳伤羸瘦，补不足；强阴，益男子精。一名会及。生山谷。

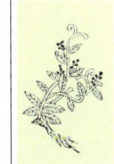

〖 **今 释** 〗

性味归经：酸、甘，温。归肺、心、肾经。

功效主治：收敛固涩，益气生津，补肾宁心。用于久嗽虚喘，梦遗滑精，遗尿尿频，久泻不止，自汗盗汗，津伤口渴，内热消渴，心悸失眠。

用量用法：2～6克，煎服。研末服，1～3克。

使用禁忌：凡表邪未解，内有实热，咳嗽初起，麻疹初期，均不宜用。

来源：为木兰科植物五味子或华中五味子的果实。前者习称北五味子，后者习称南五味子。

形态特征：五味子为落叶木质藤本，长可达8米，小枝褐色。单叶互生，叶卵形、宽倒卵形至宽椭圆形，边缘疏生有腺体的细齿，上面有光泽，无毛。花单性，雌雄异株；单生或簇生于叶腋，花被呈乳白色或粉红色，花后花托逐渐伸长，果熟时呈穗状聚合果。浆果球形，肉质，熟时深红色。

采收加工：秋季采摘成熟果实，晒干或蒸后晒干，除去果梗及杂质。

别名：山花椒、乌梅子、软枣子。

〖 配伍应用 〗

肺虚久咳：可与罂粟壳同用，如五味子丸（《卫生家宝方》）。

自汗、盗汗者：可与麻黄根、牡蛎等同用。

滑精者：可与桑螵蛸、附子、龙骨等同用，如桑螵蛸丸（《世医得效方》）。

梦遗者：常与麦冬、山茱萸、熟地黄、山药等同用，如麦味地黄丸（《医宗金鉴》）。

脾肾虚寒久泻不止：可与吴茱萸同炒香研末，米汤送服，如五味子散（《普济本事方》）；或与补骨脂、肉豆蔻、吴茱萸同用，如四神丸（《内科摘要》）。

热伤气阴、汗多口渴者：常与人参、麦冬同用，如生脉散（《内外伤辨惑论》）。

〖 药膳食疗 〗

◎ 五味核桃酒

原料：五味子250克，核桃仁100克，白酒2500毫升。

制法：将五味子同核桃仁一同放入酒坛，倒入白酒，密封坛口，每日摇晃3次，浸泡15日后即成。

用法：每日3次，每次10毫升。

功效：敛肺滋肾，涩精安神。

适用：健忘、失眠、头晕、心悸、倦怠乏力、烦躁等。

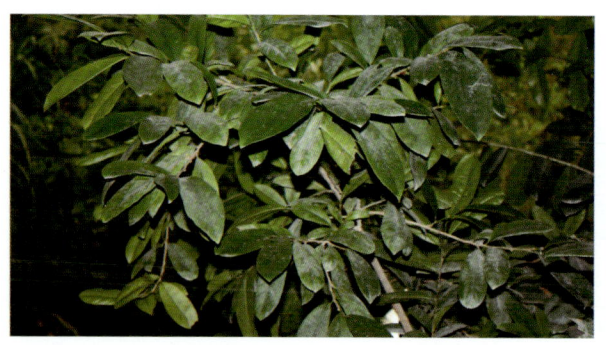
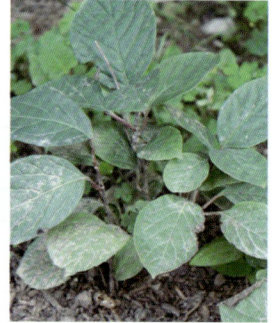

◎ 五味枸杞茶

原料：五味子、枸杞子各5克。

制法：原料放入杯中，沸水冲泡，加盖，10分钟后即可饮用。

用法：代茶频饮。

功效：滋肾敛肺止汗。

◎ 五味子炖麻雀

原料：五味子3克，麻雀5只，花椒、料酒、葱、姜各适量。

制法：将麻雀，拔毛去脏，洗净，五味子洗净，与葱、姜、花椒、料酒同放入沙锅内，放麻雀，加水以浸没麻雀为度。大火烧开，小火炖约30分钟，起锅，滤去五味子及调料，调入盐、胡椒粉即可。

用法：食肉饮汤。

功效：壮阳益精。

适用：心肾阳虚引起的自汗、心悸、腰膝酸软、阳痿早泄者。

决明子 Juemingzi

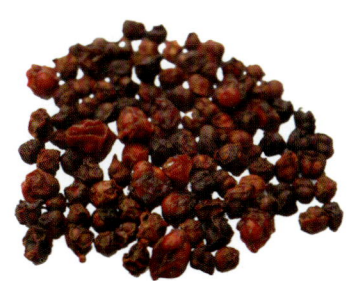

【原文】味咸，平。主青盲；目淫肤赤白膜，眼赤痛、泪出。久服益精光；轻身。生川泽。

〖今　　释〗

性味归经：甘、苦、咸，微寒。归肝、大肠经。

功效主治：清热明目，润肠通便。用于目赤涩痛，羞明多泪，头痛眩晕，目暗不明，大便秘结。

用量用法：9～15克，煎服。用于润肠通便，不宜久煎。

使用禁忌：气虚便溏者不宜使用。

来源：本品为豆科植物决明或小决明的干燥成熟种子。

形态特征：一年生半灌木状草本，高1～2米。双数羽状复叶互生，小叶3对，倒卵形或长圆状倒卵形，先端圆形。花成对腋生，黄色，倒卵形。荚果条形。种子多数，菱形，淡褐色，有光泽，两侧面各有1条线形的浅色斜凹纹。

采收加工：秋季采收成熟果实，晒干，打下种子，除去杂质。

别名：决明、假绿豆、草决明、马蹄决明。

〖配伍应用〗

肝热目赤肿痛、羞明多泪：常配黄芩、赤芍、木贼用，如决明子散（《银海精微》）。

风热上攻头痛目赤：配菊花、青葙子、茺蔚子等，如决明子丸（《证治准绳》）。

肝肾阴亏、视物昏花、目暗不明：配山茱萸、生地黄等，如决明散（《银海精微》）。

肝阳上亢之头痛、眩晕：常配菊花、钩藤、夏枯草等用。

内热肠燥、大便秘结：可与火麻仁、瓜蒌仁等同用。

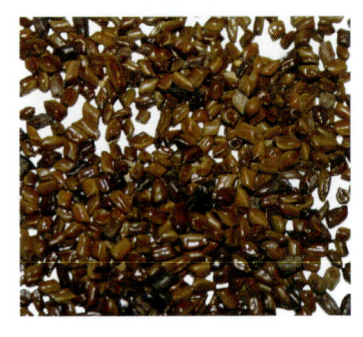

〖 **药膳食疗** 〗

◎ **决明子粥**

原料：决明子10～15克，白菊花10克，粳米60克，冰糖少许。

制法：先将决明子放入铁锅内，炒至起爆微有香气时，取出待冷后，与白菊花同放入沙罐，加清水煎煮30分钟，去渣留汁，加入粳米煮至粥熟时，加入冰糖，再煮1～2沸即可。

用法：每日1剂，分早、晚食用。

功效：清肝明目，平抑肝阳，润肠通便。

适用：肝火上炎之目赤肿痛，或肝阳上扰之头晕目眩、头痛如胀、烦躁易怒、便秘难解等。

◎ **决明子菊花茶**

原料：决明子15克，茶叶、杭菊花各3克。

制法：将以上3味药放入盖杯中，用滚开水冲泡，加盖浸片刻即成。

用法：代茶频饮。

功效：清肝明目，减脂降压，平抑肝阳。

适用：高血压、高脂血症、便秘。

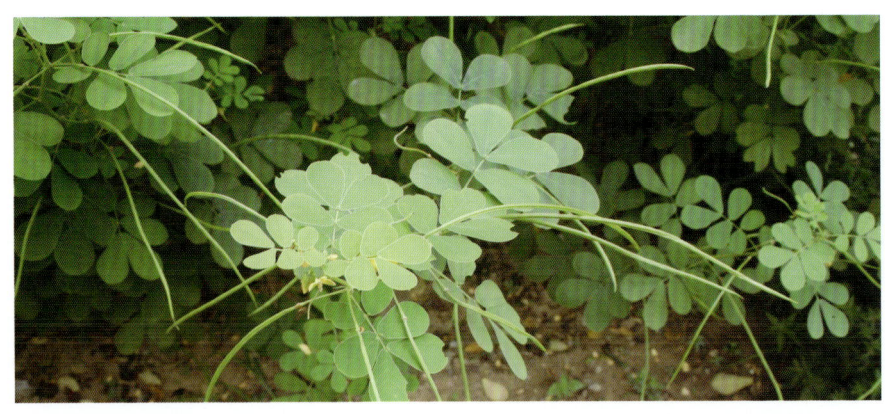

桔梗 Jiegeng

【原文】味辛，微温。主胸胁痛如刀刺；腹满肠鸣幽幽；惊恐，悸气。生山谷。

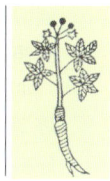

〖今　释〗

性味归经：苦、辛，平。归肺经。

功效主治：宣肺，利咽，祛痰，排脓。用于咳嗽痰多，胸闷不畅，咽痛音哑，肺痈吐脓。

用量用法：3～10克，煎服。或入丸、散。

使用禁忌：凡气机上逆，呕吐，呛咳，眩晕，阴虚火旺咳血等不宜用；胃及十二指肠溃疡者慎服。用量过大易致恶心呕吐。

来源：本品为桔梗科植物桔梗的干燥根。

形态特征：多年生草本，体内有白色乳汁，全株光滑无毛。根粗大，圆锥形或有分叉，外皮黄褐色。茎直立，有分枝。叶多为互生，少数对生，近无柄，叶片长卵形，边缘有锯齿。花大形，单生于茎顶或数朵成疏生的总状花序；花冠钟形，蓝紫色，蓝白色，白色，粉红色。蒴果卵形，熟时顶端开裂。

采收加工：春、秋二季采挖，洗净，除去须根，趁鲜剥去外皮或不去外皮，干燥。

别名：白药、卢茹、利如、大药、梗草、苦梗、苦菜根。

〖配伍应用〗

风寒外感者：配紫苏、杏仁，如杏苏散（《温病条辨》）。

风热外感者：配桑叶、菊花、杏仁，如桑菊饮（《温病条辨》）。

痰滞胸痞：常配枳壳同用。

外邪犯肺、咽痛失音者：常配甘草、牛蒡子等用，如桔梗汤（《金匮要略》）及加味甘桔汤（《医学心悟》）。

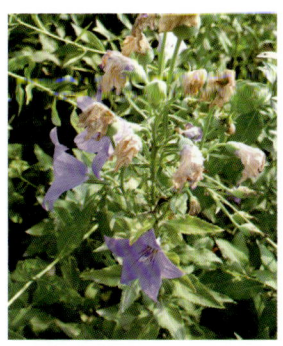
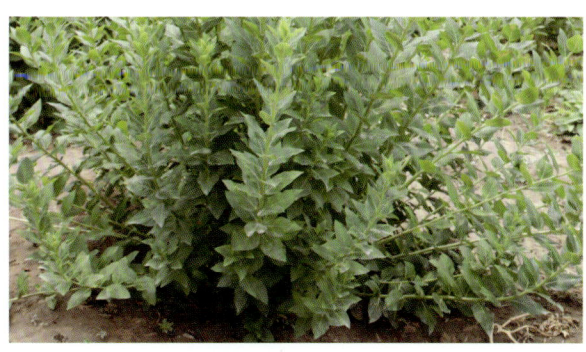

咽喉肿痛、热毒盛者：可配射干、板蓝根等。

肺痈咳嗽胸痛、咯痰腥臭者：可配甘草用之，如桔梗汤（《金匮要略》）。

〖**药膳食疗**〗

◎ 桔梗冬瓜汤

原料：冬瓜150克，杏仁10克，桔梗9克，甘草6克，食油、盐、大蒜各适量。

制法：将冬瓜洗净、切块，放入锅中，加入食油、盐翻炒后，加适量清水，下杏仁、桔梗、甘草一并煎煮，至熟后，以盐、大蒜等调料调味即成。

用法：佐餐食用。

功效：疏风清热，宣肺止咳。

适用：慢性支气管炎患者。

◎ 桔梗茶

原料：桔梗10克，蜂蜜适量。

制法：将桔梗择净，放入茶杯中，纳入蜂蜜，冲入沸水适量，浸泡5～10分钟后饮服。

用法：每日1剂。

功效：化痰利咽。

适用：慢性咽炎、咽痒不适、干咳等。

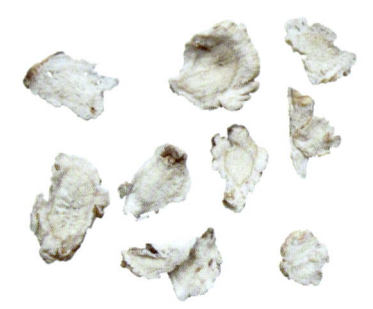

川芎 Chuanxiong

【原文】味辛，温。主中风入脑头痛；寒痹筋挛缓急；金疮；妇人血闭无子。生川谷。

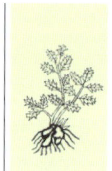

〖**今　释**〗

性味归经：辛，温。归肝、胆、心包经。

功效主治：活血行气，祛风止痛。用于胸痹心痛，胸胁刺痛，跌仆肿痛，月经不调，经闭痛经，癥瘕腹痛，头痛，风湿痹痛。

用量用法：3～10克，煎服。

使用禁忌：阴虚火旺者慎用。

来源：本品为伞形科植物川芎的干燥根茎。

形态特征：多年生草本。根茎呈不整齐的结节状拳形团块，有明显结节状，节盘凸出，茎下部的节明显膨大成盘状。叶2～3回单数羽状复叶，小叶3～5对，边缘又作不等齐的羽状全裂或深裂，叶柄基部成鞘状抱茎。复伞形花序生于分枝顶端，伞幅细，有短柔毛；总苞和小总苞片线形；花白色。双悬果卵形，5棱。

采收加工：夏季当茎上的节盘显著突出，并略带紫色时采挖，除去泥沙，晒后烘

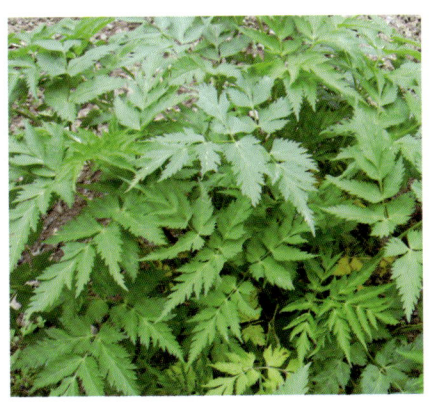

干，再去须根。

别名：香果、台芎、西芎、杜芎。

〖 **配伍应用** 〗

心脉瘀阻之胸痹心痛：常与丹参、桂枝、檀香等同用。

肝郁气滞之胁痛：常配柴胡、白芍、香附，如柴胡疏肝散（《景岳全书》）。

肝血瘀阻、积聚痞块、胸胁刺痛：多与桃仁、红花等同用，如血府逐瘀汤（《医林改错》）。

跌仆损伤、瘀肿疼痛：可配乳香、没药、三七等用。

血瘀经闭、痛经：常与赤芍、桃仁等同用，如血府逐瘀汤（《医林改错》）。

月经不调、月经先期或错后：可配益母草、当归等，如益母胜金丹（《医学心悟》）。

风寒头痛：配羌活、细辛、白芷，如川芎茶调散（《和剂局方》）。

风热头痛：配菊花、石膏、僵蚕，如川芎散（《卫生保健》）。

血虚头痛：配当归、白芍，取本品祛风止痛之功，如加味四物汤（《金匮翼》）。

〖 **药膳食疗** 〗

◎ 川芎茶

原料：川芎9克，茶叶3克。

制法：水煎取汁，当茶饮。

用法：每日1次，4～5日为1个疗程。

功效：祛风，利窍。

适用：慢性鼻炎、头痛等。

◎ 川芎菊花茶

原料：川芎10克，白菊花6克，绿茶2克。

制法：先将川芎拣杂，洗净，晒干或烘干，切成片，与菊花、绿茶同放入沙锅，加水浸泡片刻，煎煮20分钟，用洁净纱布过滤，取汁即成。

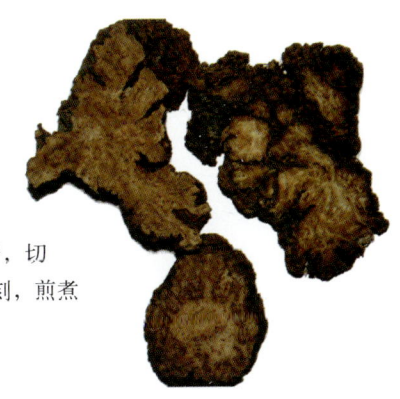

用法：早、晚服用。

功效：清肝祛风。

适用：头痛、目涩者。

葛根 Gegen

【原文】味甘,平。主消渴;身大热,呕吐;诸痹;起阴气;解诸毒。葛谷,主下痢十岁已上。一名鸡齐根。生川谷。

〖 今　释 〗

性味归经:甘、辛,凉。归脾、胃、肺经。

功效主治:解肌退热,生津止渴,透疹,升阳止泻,通经活络,解酒毒。用于外感发热头痛,项背强痛,口渴,消渴,麻疹不透,热痢,泄泻,眩晕头痛,中风偏瘫,胸痹心痛,酒毒伤中。

用量用法:10~15克,煎服。解肌退热、透疹、生津宜生用,升阳止泻宜煨用。

使用禁忌:易于动呕、胃寒者宜慎用。

来源:本品为豆科植物野葛的干燥根,习称野葛。

形态特征:藤本,长可达10米,全株被黄褐色长毛,块根肥大。3出复叶,互生,中央小叶菱状卵形,侧生小叶斜卵形,稍小,基部不对称,先渐尖,全缘或波状浅裂,下面有粉霜,两面被糙毛,托叶盾状,小托叶针状。总状花序腋生,花密集,蝶形花冠紫红色或蓝紫色。荚果条状,扁平,被黄色长硬毛。

采收加工:秋、冬二季采挖,趁鲜切成厚片或小块干燥。

别名:葛条、甘葛、粉葛、葛藤、葛麻。

〖 配伍应用 〗

风热感冒、发热、头痛等症:可与薄荷、菊花、蔓荆子等同用。

麻疹初起、表邪外束、疹出不畅:常与升麻、芍药、甘草等同用,如升麻葛根汤(《阎氏小儿方论》)。

麻疹初起,已现麻疹,但疹出不畅,见发热咳嗽或乍冷乍热者:可配伍牛蒡子、荆芥、蝉蜕、前胡等,如葛根解肌汤(《麻科活人全书》)。

热病津伤口渴:常与芦根、天花粉、知母等同用。

消渴证属阴津不足者:可与天花粉、鲜地黄、麦冬等配伍,如天花散(《仁斋直指方》)。

表证未解、邪热入里、身热、下利臭秽、肛门有灼热感、苔黄脉数或湿热泻

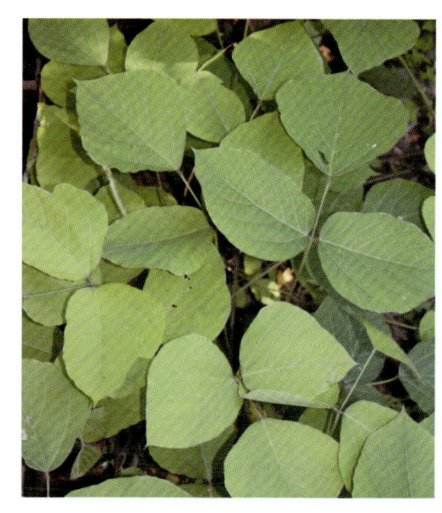

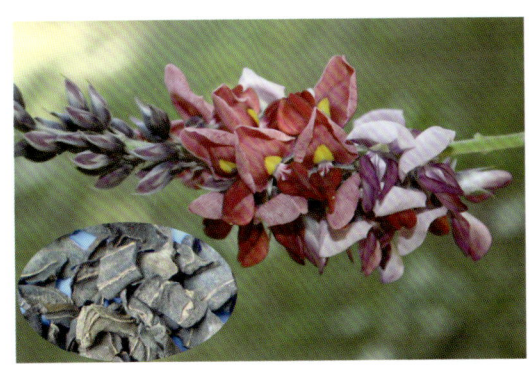

痢、热重于湿者：常与黄芩、黄连、甘草同用，如葛根芩连汤（《伤寒论》）。

脾虚泄泻：常配伍人参、白术、木香等，如七味白术散（《小儿药证直诀》）。

〖药膳食疗〗

◎ 葛根姜粥

原料：葛根15克，生姜6克，粳米50克，蜂蜜少许。

制法：先将葛根、生姜入沙罐内，加水适量煎煮，去渣取汁，后入粳米同煮作粥，将粥晾至温热时，倒入蜂蜜，调匀即成。

用法：每日1剂，随意食之。

功效：祛风，定惊。

适用：小儿风热感冒、挟痰挟惊，症见发热、头痛、呕吐、惊啼不安等。

◎ 葛根解酒汁

原料：鲜葛根汁100毫升，或干葛根30克。

制法：若无鲜葛根，可将干葛根切片，置沙锅中，煎煮1小时，滤渣取汁备用。

用法：取汁1次饮完。

功效：清热生津，除烦止渴，解酒醒神。

适用：酒毒内盛、化燥伤津之酗酒至醉、烦渴头痛、呕吐酸腐、躁扰不宁者。

知母 Zhimu

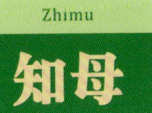
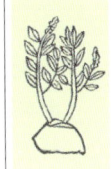

【原文】味苦，寒。主消渴热中，除邪气；肢体浮肿，下水；补不足、益气。一名母，一名连母，一名野蓼，一名地参，一名水参，一名水浚，一名货母，一名蝭母。生川谷。

〖今 释〗

性味归经：苦、甘、寒。归肺、胃、肾经。

功效主治：清热泻火，滋阴润燥。用于外感热病，高热烦渴，肺热燥咳，骨蒸潮热，内热消渴，肠燥便秘。

用量用法：6～12克，煎服。

使用禁忌：本品性寒质润，有滑肠之弊，故脾虚便溏者不宜用。

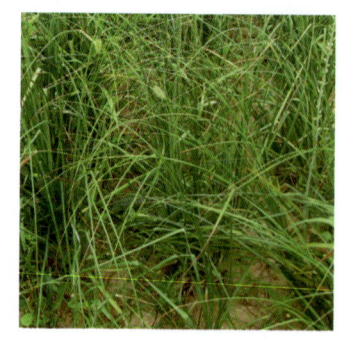

来源：本品为百合科植物知母的干燥根茎。

形态特征：多年生草本。根茎横走，其上残留许多黄褐色纤维状的叶基，下部生有多数肉质须根。叶基生，线形，基部常夸大成鞘状，长15~70厘米，宽0.3~0.6厘米，具有多条平行脉，而无明显中脉。花葶直立，不分枝，高50~100厘米，其上生有尖尾状小苞片；花粉红色、淡紫色至白色。

采收加工：春、秋二季采挖，除去须根及泥沙，晒干，习称"毛知母"；或除去外皮，晒干。

别名：连母、水须、穿地龙。

〖 **配伍应用** 〗

风外感热病、高热烦渴者：常与石膏相须为用，如白虎汤（《伤寒论》）。

肺热燥咳：常配贝母用，如二母散（《证治准绳》）。

肺燥久嗽气急：配杏仁、莱菔子，如宁嗽煎（《奇方类编》）。

阴虚火旺所致骨蒸潮热、盗汗、心烦者：常配黄柏、生地黄等用，如知柏地黄丸（《医宗金鉴》）。

阴虚内热之消渴证：常配天花粉、葛根等用，如玉液汤（《医学衷中参西录》）。

阴虚肠燥便秘证：常配生地黄、玄参、麦冬等用。

〖 **药膳食疗** 〗

◎ 清暑益气粥

原料：知母、石斛、麦冬各6克，西洋参3克，粳米30克，冰糖适量。

制法：先将麦冬、石斛、知母用布包加水煎30分钟，去药渣留汁，再将西洋参粉末、粳米加入煮成稀粥，冰糖调味即可。

用法：早、晚服食。

功效：清暑益气，生津止渴。

适用：夏季热发烧持续不退、无汗或少汗者。

◎ 知母玉竹蜜

原料：知母、玉竹各60克，蜂蜜300克。

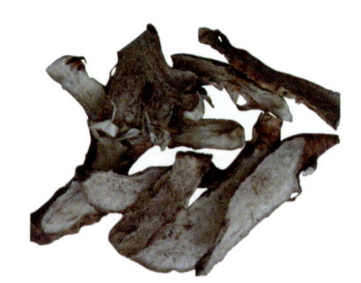

制法：知母、玉竹快速洗净，放入瓦罐中，加冷水1500毫升，小火煎至500毫升，滤出头汁。再加冷水700毫升，煎至300毫升，滤出二汁，弃渣。将头汁、二汁、蜂蜜一起倒入大瓷盆内，加盖。旺火隔水蒸2小时，离火，冷却，装瓶，密盖。

用法：每日3次，每次15毫升，饭后温开水送服。

功效：清热泻火，生津润燥。

适用：由肺热伤阴所致的慢性咽炎。

贝母 Beimu

【原文】味辛,平。主伤寒烦热;淋沥邪气;疝瘕;喉痹;乳难;金疮风痉。一名空草。

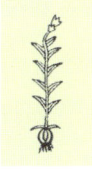

〖今 释〗

性味归经:苦、甘,微寒。归肺、心经。

功效主治:清热润肺,化痰止咳,散结消痈。用于肺热燥咳,干咳少痰,阴虚劳嗽,痰中带血,瘰疬,乳痈,肺痈。

用量用法:3~10克,煎服;研粉冲服,每次1~2克。

使用禁忌:不宜与川乌、制川乌、草乌、制草乌、附子同用。

来源:本品为百合科植物川贝母、暗紫贝母、甘肃贝母或梭砂贝母的干燥鳞茎。前三者按性状不同分别习称"松贝"和"青贝",后者习称"炉贝"。

形态特征:川贝母为多年生草本,鳞茎圆锥形,茎直立,高15~40厘米。叶2~3对,常对生,少数在中部间有散生或轮生,披针形至线形,先端稍卷曲或不卷曲,无柄。花单生茎顶,钟状,下垂,每花具狭长形叶状苞片3枚,先端多少弯曲成钩状。花被通常紫色,较少绿黄色,具紫色斑点或小方格,蜜腺窝在北面明显凸出。

采收加工:夏、秋二季或积雪融化时采挖,除去须根、粗皮及泥沙,晒干或低温干燥。

别名:川贝、贝壳母。

〖配伍应用〗

肺阴虚劳嗽、久咳有痰者:常配沙参、麦冬等以养阴润肺化痰止咳。

肺热、肺燥咳嗽:常配知母以清肺润燥,化痰止咳,如二母散(《急救仙方》)。

痰火郁结之瘰疬:常配玄参、牡蛎等药用,如消瘰丸(《医学心悟》)。

热毒壅结之乳痈、肺痈:常配蒲公英、鱼腥草等。

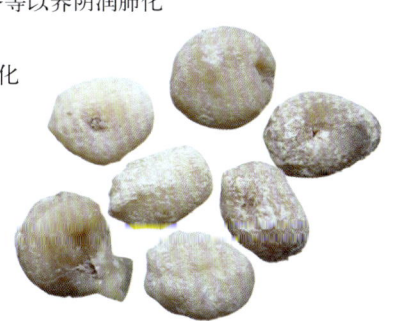

〖药膳食疗〗

◎ 贝母秋梨

原料:川贝母、冰糖各10克,鸭梨(雪梨)1个。

制作:将梨洗净,靠柄部横切断,挖去核,装入贝母末,再把梨上部拼对好,用木签(或竹签)固定,放大碗中,加入冰糖和少许水,隔水蒸约40分钟。

用法:吃梨喝汤,每日2次。

功效：润燥化痰，清肺止咳。

适用：燥痰咳嗽、久咳不止、痰少粘滞、咽干口燥等。

◎ 川贝炖雪梨

原料：川贝母粉5克，雪梨1个（约250克）。

制法：先将雪梨外表面用温开水反复刷洗干净，去除梨柄、梨核仁，将梨切成1厘米见方的雪梨丁，放入炖杯，加川贝母粉，再加水适量，先以大火煮沸，改用小火煨炖30分钟，即成。煨炖时也可加冰糖20克。

用法：早、晚2次分服。

功效：润燥化痰，清肺止咳。

适用：阴虚肺燥咳嗽、久咳不止、痰少、咽干等。

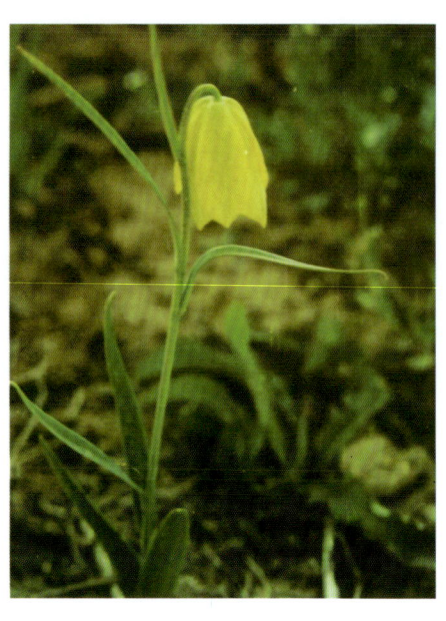

栝楼 Gualou

【原文】味苦，寒。主消渴，身热；烦满大热，补虚安中；续绝伤。一名地楼。生川谷及山阴地。

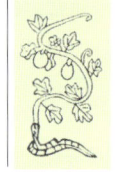

〖今　释〗

性味归经：甘、微苦，寒。归肺、胃、大肠经。

功效主治：清热涤痰，宽胸散结，润燥滑肠。用于肺热咳嗽，痰浊黄稠，胸痹心痛，结胸痞满，乳痈，肺痈，肠痈，大便秘结。

用量用法：9～15克，煎服。

使用禁忌：不宜与川乌、制川乌、草乌、制草乌、附子同用。

来源：为葫芦科植物栝楼的果实。

形态特征：多年生草质藤本。茎有棱线，卷须2～3歧。叶互生，叶片宽卵状心形，长宽相近，5～14厘米，3～5浅裂至深裂，边缘常再分裂，小裂片较圆，两面

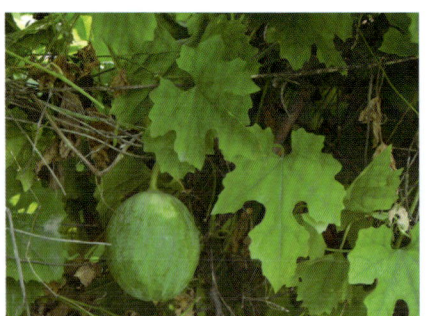

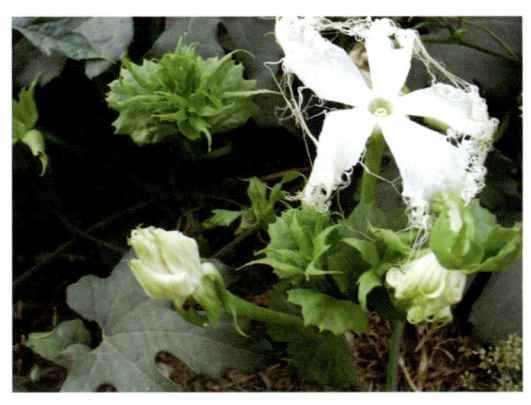

稍被毛。雄花生于上端1/3处，3～8朵成总状花序，有时单生，萼片线形，花冠白色，裂片扇状倒三角形，先端流苏长1.5～2厘米；雌花单生，花梗长约6厘米。果实椭圆形至球形，长7～11厘米，果瓤橙黄色。种子扁椭圆形。

采收加工：秋末果实变为淡黄时采收，悬挂通风处阴干。

别名：苦瓜、山金匏、药瓜皮。

〖 配伍应用 〗

燥热伤肺、干咳无痰或痰少质粘、咯吐不利者：配川贝母、天花粉、桔梗等同用。

痰气互结、胸阳不通之胸痹疼痛、不得卧者：常配薤白、半夏同用，如栝楼薤白白酒汤、栝楼薤白半夏汤（《金匮要略》）。

痰热结胸、胸膈痞满、按之则痛者：配黄连、半夏，如小陷胸汤（《伤寒论》）。

肺痈咳吐脓血：配鱼腥草、芦根等。

肠痈：可配败酱草、红藤等。

乳痈初起、红肿热痛：配当归、乳香、没药，如神效瓜蒌散（《校注妇人大全良方》）。

肠燥便秘：常配火麻仁、郁李仁、生地等同用。

〖 药膳食疗 〗

◎ 瓜蒌酒

原料：瓜蒌30克，黄酒适量。
制法：小火煎取药液。
用法：每日2次，每次15毫升。
功效：通阳散结，行气祛痰。
适用：痰瘀胸闷。

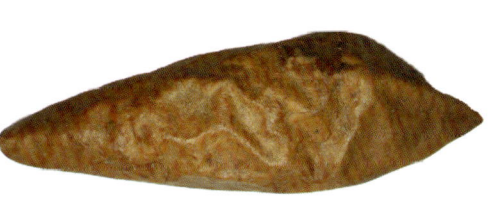

◎ 瓜蒌雪梨煎

原料：全瓜蒌30克，雪梨1个（约100克），冰糖6克。
制法：将上三味，加水适量，小火煎煮1小时即可。
用法：食梨喝汤，每日1次。
功效：润肺祛痰。
适用：肺燥所致之咳嗽不止。

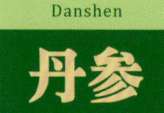

【原文】味苦，微寒。主心腹邪气，肠鸣幽幽如走水，寒热积聚；破癥除瘕；止烦满；益气。一名郤蝉草。生山谷。

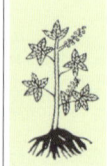

〖 今 释 〗

性味归经：苦，微寒。归心、肝经。

功效主治：活血祛瘀，通经止痛，清心除烦，凉血消痈。用于胸痹心痛，脘腹胁痛，癥瘕积聚，热痹疼痛，心烦不眠，月经不调，痛经经闭，疮疡肿痛。

用量用法：10～15克，煎服。活血化瘀宜炙用。

使用禁忌：不宜与藜芦同用。

来源：本品为唇形科植物丹参的干燥根及根茎。

形态特征：多年生草本，高20～80厘米，全株密被柔毛及腺毛，根细长、圆柱形，外皮砖红色。茎四棱形，多分枝。叶对生，有长柄，奇数羽状复叶，小叶通常3～5片，卵形或长卵形，顶生的较大，边缘有浅钝锯齿，上面稍皱缩，下面毛较密。总状轮伞花序顶生或腋生，花冠唇形，蓝紫色，上唇稍长，盔状镰形。

采收加工：春、秋二季采挖，除去泥沙，干燥。

别名：赤参。

〖 配伍应用 〗

血热瘀滞之证：可单用研末酒调服，如《妇人良方》丹参散；亦常配川芎、当归、益母草等同用，如宁坤至宝丹（《卫生鸿宝》）。

寒凝血滞者：配吴茱萸、肉桂等用。

癥瘕积聚：可配伍三棱、莪术、鳖甲等用；跌打损伤、肢体瘀血作痛：常与当归、乳香、没药等同用，如活络效灵丹（《医学衷中参西录》）。

风湿痹证：可配伍防风、秦艽等用。

热毒瘀阻引起的疮痈肿毒：常配伍清热解毒药用。

乳痈初起：可与金银花、连翘等同用，如消乳汤（《医学衷中参西录》）。

热病邪入心营之烦躁不寐、甚或神昏：可配伍生地黄、玄参、

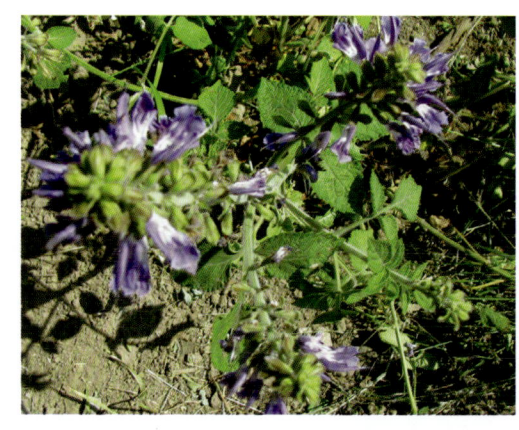

黄连、竹叶等。

血不养心之失眠、心悸：常与生地黄、酸枣仁、柏子仁等同用，如天王补心丹（《摄生秘剖》）。

〖 药膳食疗 〗

◎ 丹参血藤粥

原料：丹参15～20克，三七6～10克，鸡血藤30克，粳米300克。

制法：将丹参、三七洗净，加入鸡血藤及适量清水煎煮取浓汁，再把粳米加水煮粥，待粥将成时加入药汁，共煮片刻即成。

用法：每次随意食用，每日1剂。

功效：活血化瘀，通络止痛。

适用：瘀血内阻、经脉不利的胸痹、关节疼痛等。

◎ 丹参绿茶

原料：丹参9克，绿茶3克。

制法：将丹参制成粗末，与茶叶一起用沸水冲泡10分钟。

用法：代茶饮用。

功效：活血祛瘀，止痛除烦。

适用：冠心病、高血压患者。

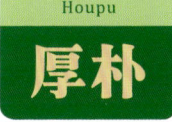
Houpu
厚朴

【原文】味苦，温。主中风、伤寒头痛，寒热；惊悸；气血痹死肌；去三虫。生山谷。

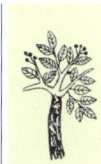

〖 今　释 〗

性味归经：苦、辛，温。归脾、胃、肺、大肠经。

功效主治：燥湿消痰，下气除满。用于湿滞伤中，脘痞吐泻，食积气滞，腹胀便秘，痰饮喘咳。

用量用法：3～10克，煎服，或入丸、散。

使用禁忌：孕妇忌服。

来源：本品为木兰科植物厚朴或凹叶厚朴的干燥干皮、根皮及枝皮。

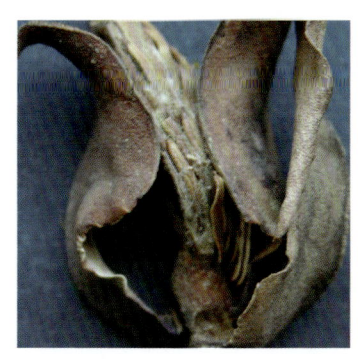

形态特征： 落叶乔木，高7～15米，树皮紫褐色，冬芽由托叶包被，开放后托叶脱落。单叶互生，密集小枝顶端，叶片椭圆状倒卵形，革质，先端钝圆或具短尖，基部楔形或圆形，全缘或微波状，背面幼时被灰白色短绒毛，老时呈白粉状。花与叶同时开放，单生枝顶，白色，直径约15厘米，花梗粗壮，被棕色毛；雄蕊多数，雌蕊心皮多数，排列于延长的花托上。聚合果圆卵状椭圆形，木质。

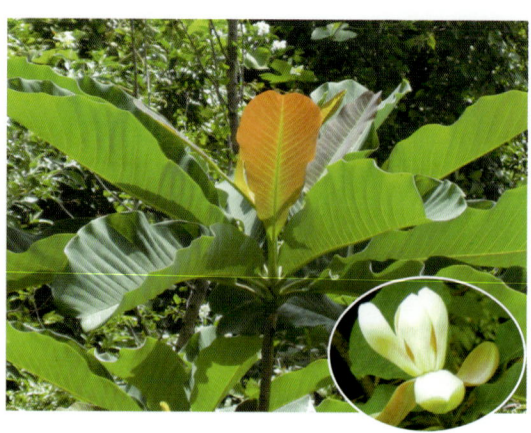

采收加工： 4～6月剥取，根皮及枝皮直接阴干；干皮置沸水中微煮后，堆置阴湿处，"发汗"至内表面变紫褐色或棕褐色时，蒸软，取出，卷成筒状，干燥。

别名： 赤朴、烈朴、厚皮。

〖 **配伍应用** 〗

血湿阻中焦、脘腹胀满： 常与苍术、陈皮等同用，如平胃散（《和剂局方》）。

食积气滞、腹胀便秘： 常与大黄、枳实同用，如厚朴三物汤（《金匮要略》）。

热结便秘者： 配大黄、芒硝、枳实，即大承气汤（《伤寒论》）。

痰饮阻肺、肺气不降、咳喘胸闷者： 可与紫苏子、陈皮、半夏等同用，如苏子降气汤（《和剂局方》）。

宿有喘病、因外感风寒而发者： 可与桂枝、杏仁等同用，如桂枝和厚朴杏子汤（《伤寒论》）。

〖 **药膳食疗** 〗

◎ **香薷厚朴饮**

原料： 厚朴、白扁豆各5克，香薷10克，砂糖少许。

制法： 将香薷、厚朴剪碎，白扁豆炒黄捣碎，放入保温杯中，以沸水冲泡，盖严温浸1小时加糖调味。

用法： 每日1剂，分2次饮服。

功效： 发汗解表，化湿和中。

适用： 暑热所致的胸闷汗多心烦口干、疲倦等。

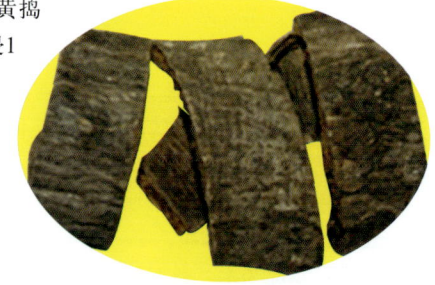

竹叶 Zhuye

【原文】味苦,平。主欬逆上气;溢筋急;恶疡;杀小虫。根,作汤,益气止渴,补虚下气。汁,主风痓。实,通神明,益气。

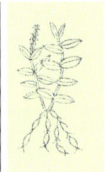

〖今　释〗

性味归经:甘、辛、淡,寒。归心、胃、小肠经。

功效主治:清热泻火,除烦止渴,利尿通淋。用于热病烦渴,小便短赤涩痛,口舌生疮。

用量用法:6~10克,煎服。

使用禁忌:孕妇忌用。

来源:本品为禾本科植物淡竹叶的干燥茎叶。

形态特征:多年生草本,高40~100厘米。根茎短缩而木化。秆直立,中空,节明显。叶互生,广披针形,先端渐尖,基部收缩成柄状,无毛蕨两面有小刺毛,脉平行并有小横脉;叶舌短小,质硬,具缘毛。圆锥花序顶生,小枝开展;小穗狭披针形。颖果深褐色。

采收加工:夏季未抽花穗前采割,晒干。

别名:山冬、山鸡米、长竹叶、淡竹叶、野麦门冬、土麦门冬。

〖配伍应用〗

血热病伤津、烦热口渴:常配石膏、知母、玄参等用,如清瘟败毒饮(《疫疹一得》)。

热病后期、余热未清、气津两伤之证:配人参、麦冬等用,如竹叶石膏汤(《伤寒论》)。

外感风热、烦热口渴:配金银花、连翘、薄荷等,如银翘散(《温病条辨》)。

口舌生疮、小便短赤涩痛:常配木通、生地黄等用,如导赤散(《小儿药证直诀》)。

温病热陷心包,神昏谵语之证:常配玄参、莲子心、连翘心等用,如清宫汤(《温病条辨》)。

〖药膳食疗〗

◎ 竹叶沙参粥

原料:竹叶10克,沙参30克,

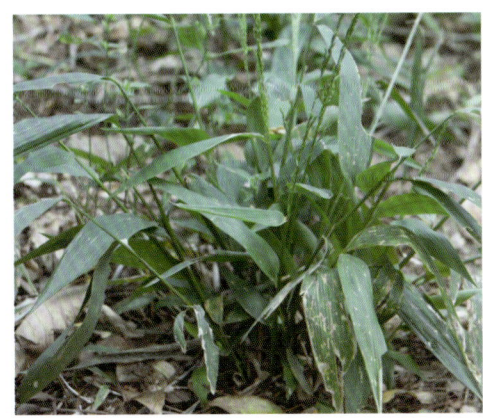

粳米100克。

制法：先把淡竹叶、沙参水煎去渣，取汁备用；再把粳米淘洗干净，入药汁中煮粥待用。

用法：每日早、晚温热食服。虚寒证者忌服。

功效：清热益气。

适用：夏季暑热伤气、心烦呕恶、肢软乏力者。

◎ 淡竹叶茶

原料：淡竹叶10克。

制法：将淡竹叶放入水中，煮半小时。

用法：代茶饮。

功效：清热除烦，利尿。

适用：口舌生疮、心烦、小便涩痛。

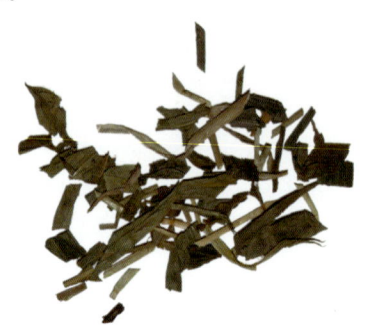

玄参 Xuanshen

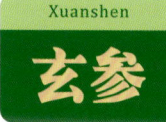

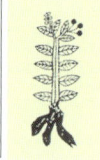

【原文】味苦，微寒，无毒。主腹中寒热积聚，女子产乳余疾。补肾气，令人目明。一名重台。生川谷。

〖今 释〗

性味归经：甘、苦、咸，微寒。归肺、胃、肾经。

功效主治：清热凉血，滋阴降火，解毒散结。用于热入营血，温毒发斑，热病伤阴，舌绛烦渴，津伤便秘，骨蒸劳嗽，目赤，咽痛，白喉，瘰疬，痈肿疮毒。

用量用法：9～15克，煎服。

使用禁忌：脾胃虚寒、食少便溏者不宜服用。不宜与藜芦同用。

来源：本品为玄参科植物玄参的干燥根。

形态特征：多年生草本，根肥大。茎直立，四棱形，光滑或有腺状毛。茎下部叶对生，近茎顶互生，叶片卵形或卵状长圆形，边缘有细锯齿，下面疏生细毛。聚伞花序顶生，开展成圆锥状，花冠暗紫色。蒴果卵圆形，萼宿存。

采收加工：冬季茎叶枯萎时采挖，除去根茎、幼芽、须根及泥沙，晒或烘至半干，堆放3～6日，反复数次至干燥。

别名：元参、浙玄参、黑参、乌元参。

〖配伍应用〗

温病邪陷心包、神昏谵语：可配麦冬、竹叶卷心、连翘心等用，如清营汤（《温病条辨》）。

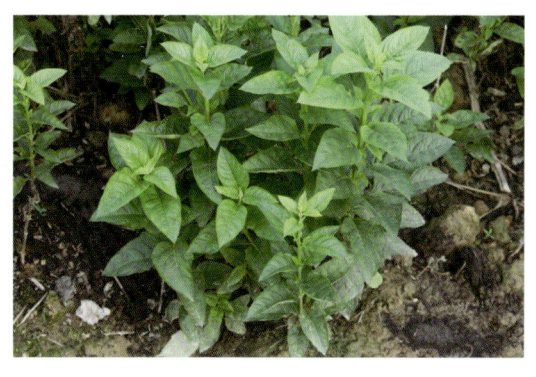

温热病、气血两燔、发斑发疹：可配石膏、知母等用，如化斑汤（《温病条辨》）。

热病伤阴、津伤便秘：常配生地黄、麦冬用，如增液汤（《温病条辨》）。

肺肾阴虚、骨蒸劳嗽：可配百合、生地黄、贝母等用，如百合固金汤（《慎斋遗书》）。

肝经热盛、目赤肿痛：可配栀子、大黄、羚羊角等用，如玄参饮（《审视瑶函》）。

瘟毒热盛、咽喉肿痛、白喉：可配黄芩、连翘、板蓝根等用，如普济消毒饮（《东垣试效方》）。

痰火郁结之瘰疬：配浙贝母、牡蛎，可治，如消瘰丸（《医学心悟》）。

痈肿疮毒：可配银花、连翘、蒲公英等用。

脱疽：可配银花、当归、甘草用，如四妙勇安汤（《验方新编》）。

〖药膳食疗〗

◎ 玄参乌梅粥

原料：玄参、乌梅各15克，糯米30克。

制法：先将玄参、乌梅加水适量煎煮，去渣取汁；糯米加水煮成稀粥，等粥成时兑入药汁、冰糖，稍煮即可。

用法：早餐食用。

功效：滋阴清热，生津润喉。

适用：慢性咽炎。

◎ 玄参桔梗茶

原料：玄参、麦冬各15克，桔梗10克，生甘草3克。

制法：先将玄参、麦冬、生甘草、桔梗分别洗净，晒干切成片，同放入沙锅，加水适量，煎煮30分钟，用纱布过滤取汁，放入容器中。

用法：早、晚各服1次。

功效：软坚散结，清热解毒。

适用：慢性咽炎、扁桃体炎患者。

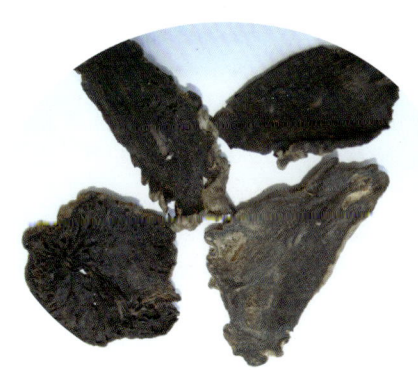

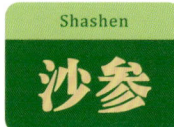

【原文】 味苦，微寒。主血积；惊气；除寒热；补中益肺气。久服利人。一名知母。生川谷。

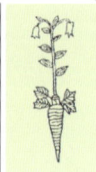

〖今　释〗

性味归经： 甘，微寒。归肺、胃经。

功效主治： 养阴清肺，益胃生津，化痰，益气。用于肺热燥咳，阴虚劳嗽，干咳痰黏，胃阴不足，食少呕吐，气阴不足，烦热口干。

用量用法： 9～15克，煎服。

使用禁忌： 不宜与藜芦同用。

来源： 本品为桔梗科植物轮叶沙参或沙参的干燥根。

形态特征： 多年生草本，茎高40～80厘米。不分枝，常被短硬毛或长柔毛。基生叶心形，大而具长柄；茎生叶无柄，或仅下部的叶有极短而带翅的柄；叶片椭圆形、狭卵形，基部楔形，长3～11厘米，宽1.5～5厘米。先端急尖或短渐尖，边缘有不整齐的锯齿，两面疏生短毛或长硬毛，或近于毛。花序不分枝而成假总状花序，或有短分枝而成极狭的圆锥花序，极少具长分枝而成圆锥花序的；花梗长不足5毫米；花萼常被短柔毛或粒状毛，少数无毛，筒部常倒卵状，少数为倒卵状圆锥形，裂片5，狭长，多为钻形，少数为条状披针形；花冠宽钟状，蓝色或紫色，外面无毛或有硬毛，裂片5，三角状卵形；花盘短筒状，无毛；雄蕊5，花丝下部扩大成片状，花药细长；花柱常略长于花冠，柱头3裂，子房下位，3室。蒴果椭圆状球形，极少为椭圆状，长6～10毫米。种子多数，棕黄色，稍扁，有1条棱，长约1.5厘米。花、果期8～10月。

采收加工： 春、秋二季采挖，除去须根，洗后趁鲜刮去粗皮，洗净，干燥。

别名： 南沙参。

〖配伍应用〗

阴虚肺燥有热之干咳痰少、咳血或咽干音哑等症：常与北沙参、麦冬、杏仁等配伍。

胃阴虚有热之口燥咽干、大便秘结、舌红少津及饥不欲食、呕吐等证：多与玉竹、麦冬、生地等配伍，如益胃汤（《温病条辨》）。

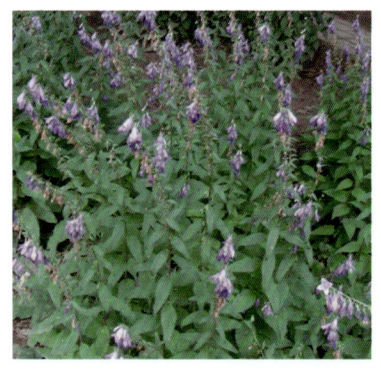

〖药膳食疗〗

◎ 沙参玉竹粥

原料：沙参20克、冰糖10克，玉竹15克，粳米100克。

制法：将玉竹、沙参泡软洗净，入锅，掺水烧开后，加入粳米，带粳米将熟时，拣出沙参、玉竹，加入冰糖，煮成粥食用。

用法：早餐食用。

功效：滋阴润肺，养胃祛痰。

适用：肺热烦躁、干咳少痰或者肺气不足、肺胃阴虚的久咳无痰、咽干，以及热病后津伤口渴等。

◎ 沙参淮山虫草炖鸭

原料：沙参15克，冬虫夏草3克，枸杞子10克，鸭半只。

制法：将上几味入锅加适量清水炖1小时。

用法：早、晚温热食。3～5日为1个疗程。

功效：补虚益精，滋阴助阳。

适用：阴虚肺燥之干咳痰少、咳血，阳事不举或举而不坚者。

◎ 沙参粥

原料：沙参30克，粳米100克，冰糖适量。

制法：先煎沙参，去渣，取汁；加入洗净的粳米，煮至米熟后加入冰糖，再稍煮为稀薄粥。

用法：每日早、晚温食。

功效：润肺养胃。

适用：肺胃阴虚之人。

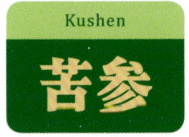
Kushen 苦参

【原文】味苦，寒。主心腹结气；癥瘕、积聚；黄疸；溺有余沥，逐水；除痈肿；补中明目止泪。一名水槐，一名苦蘵。生山谷及田野。

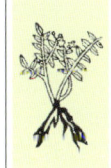

《今　释》

性味归经：苦，寒。归心、肝、胃、大肠、膀胱经。

功效主治：清热燥湿，杀虫，利尿。用于热痢，便血，黄疸尿闭，赤白带下，阴肿阴痒，湿疹，湿疮，皮肤瘙痒，疥癣麻风；外治滴虫性阴道炎。

用量用法：5～10克，煎服。外用：适量，煎汤洗患处。

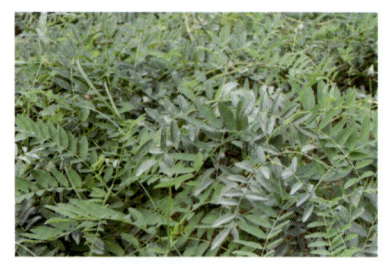

使用禁忌：脾胃虚寒者忌用，不宜与藜芦同用。

来源：本品为豆科植物苦参的干燥根。

形态特征：奇数羽状复叶，托叶线形，小叶片11～25，长椭圆形至披针形，上面无毛，下面疏被柔毛。总状花序顶生，被短毛；苞片线形。花萼钟形，先端5裂；花冠蝶形，淡黄色或白色，旗瓣匙形，较其他花瓣稍长，翼瓣无耳。荚果线形，于种子间微缢缩，略呈念珠状，熟后不裂。

采收加工：春、秋二季采挖，除去根头及小支根，洗净，干燥，或趁鲜切片，干燥。

别名：苦骨、地参、牛参、川参、地骨、凤凰爪、野槐根、山槐根。

〖 **配伍应用** 〗

湿热便血、痔漏出血：可配生地黄用，如苦参地黄丸（《外科大成》）。

湿热带下、阴肿阴痒：可配蛇床子、鹤虱等用，如榻痒汤（《外科正宗》）。

湿疹、湿疮：单用煎水外洗有效，或配黄柏、蛇床子煎水外洗。

皮肤瘙痒：可配皂角、荆芥等药用，如参角丸（《鸡峰普济方》）。

风疹瘙痒：配防风、蝉蜕、荆芥等用，如消风散（《外科正宗》）。

疥癣：可配花椒煎汤外搽，如参椒汤（《外科证治全书》），或配硫黄、枯矾制成软膏外涂。

湿热蕴结之小便不利、灼热涩痛：常配石韦、车前子、栀子等用。

〖 **药膳食疗** 〗

◎ 苦参菊花茶

原料：苦参10克，野菊花6克，生地10克。

制法：将苦参、野菊花、生地共研粗末，置保温瓶中，冲入沸水，焖20分钟。

用法：代茶频频饮服，每日1剂。

功效：清热燥湿，凉血解毒。

适用：痒疹属湿热夹血热症如痒疹红色（下肢、躯干为多）、遇热加重、皮肤瘙痒等。

◎ 苦参汤

原料：苦参10克。

制法：加水300毫升，煎取150毫升。

用法：每日1剂，分2次服。

功效：清热解毒利湿，抗病毒，抗心律失常。

适用：病毒性心肌炎、心律失常。

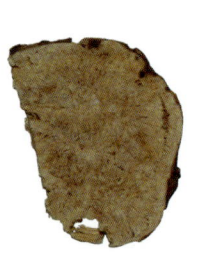
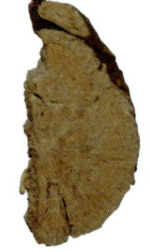

续断 Xuduan

【原文】味苦，微温。主伤寒；补不足；金疮痛；伤折跌，续筋骨；妇人乳难。久服益气力。一名龙豆，一名属折。生山谷。

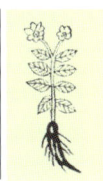

〖今释〗

性味归经：苦、辛，微温。归肝、肾经。

功效主治：补肝肾，强筋骨，续折伤，止崩漏。用于肝肾不足，腰膝酸软，风湿痹痛，跌仆损伤，筋伤骨折，崩漏，胎漏。盐续断多用于腰膝酸软。

用量用法：9～15克，煎服。或入丸、散。外用：适量，研末敷，崩漏下血宜炒用。

使用禁忌：风湿热痹者忌服。

来源：本品为川续断科植物川续断的干燥根。

形态特征：本植物为多年生草本，高50～100厘米，根数条并生，茎直立有棱，并有刺毛。叶对生，基生叶有长柄，叶片羽状分裂，茎生叶有短柄，叶片3裂，中央裂片大，边缘有粗锯齿，叶面被短毛或刺毛。头状花序，总苞片窄线形，数枚，苞片倒卵形，顶端有尖头状长喙，花冠白色或淡黄色。

采收加工：秋季采挖，除去根头及须根，用火烘至半干，堆置"发汗"至内部变绿色时。再烘干。

别名：龙豆、属折、接骨、南草。

〖配伍应用〗

滑泄不禁之症：可与龙骨、茯苓等同用，如锁精丸（《瑞竹堂经验方》）。

肝肾不足、腰膝酸痛：可与杜仲、牛膝等同用，如续断丹（《证治准绳》）。

肝肾不足兼寒湿痹痛：可与防风、川乌等配伍，如续断丸（《和剂局方》）。

肝肾不足之崩漏下血、胎动不安等症：配伍侧柏炭、当归、艾叶等（《永类钤方》）。

滑胎证：与桑寄生、阿胶等配伍，如寿胎丸（《医学衷中参西录》）。

跌打损伤、瘀血肿痛、筋伤骨折：常与桃仁、红花、穿山甲、苏木等配伍同用。

脚膝折损愈后失补、筋缩疼痛：与当归、木瓜、黄芪等同用，如邱祖伸筋丹

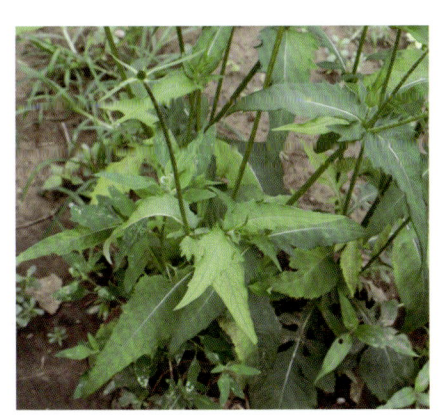

（《赛金丹》）。

〖药膳食疗〗

◎ 续断粥

原料：续断10克，大米100克，白糖适量。

制法：将续断择净，放入锅中，加清水适量，浸泡5～10分钟后，水煎取汁，加大米煮粥，待粥熟时下白糖，再煮一、二沸即成。

用法：每日1剂，连续3～5日。

功效：补益肝肾，强筋健骨，安胎固冲，续折疗损。

适用：肝肾不足所致的腰膝酸软、足膝无力、跌打损伤、筋断骨折、胎动不安或习惯性流产等。

◎ 续断炖猪腰子

原料：续断60克，猪腰子4枚。

制法：续断与猪腰子加水炖，以猪腰子煮熟为度。

用法：适量食之。

功效：补肝肾，续筋骨，调血脉。

适用：水肿、腰痛、阳痿。

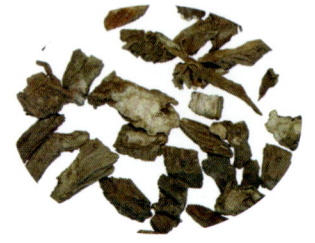

枳实 Zhishi

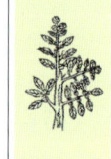

【原文】味苦，寒。主大风在皮肤中如麻豆苦痒，除寒热结；止痢；长肌肉；利五脏；益气轻身。生川泽。

〖今　释〗

性味归经：苦、辛、酸，微寒。归脾、胃经。

功效主治：破气消积，化痰散痞。用于积滞内停，痞满胀痛，泻痢后重，大便不通，痰滞气阻，胸痹，结胸，脏器下垂。

用量用法：3～10克，煎服。大量可用至30克。

使用禁忌：孕妇慎用。

来源：本品为芸香科植物酸橙及其栽培变种或甜橙的干燥幼果。

形态特征：小乔木，茎枝三棱形，光滑，有长刺。单身复叶，互生；叶柄有狭长形的或倒心脏形；叶片革质，卵形或倒卵形，而具半透明油点。总状花序，白色，长椭圆形。果圆形而稍扁，橙黄色，果皮粗糙。

采收加工：5～6月收集自落的果实，除去杂质，自中部横切为两半，晒干或低温干燥，较小者直接晒干或低温干燥。

别名：香橙、臭橙、枸头橙。

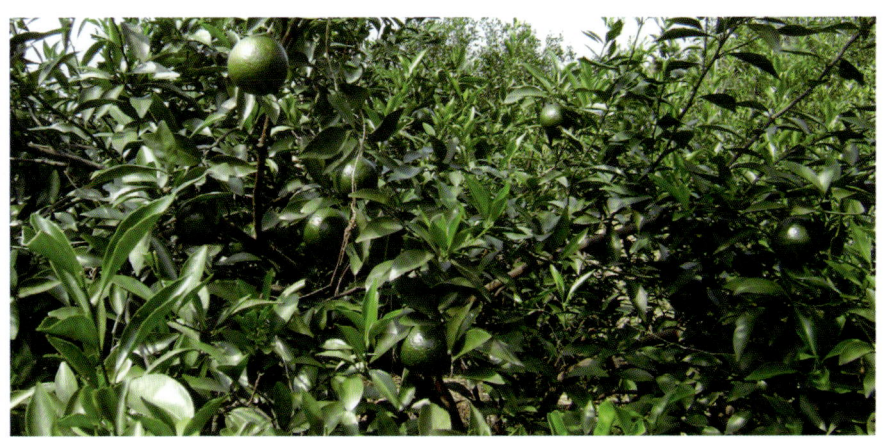

〖 配伍应用 〗

湿热泻痢、里急后重：多与黄芩、黄连同用，如枳实导滞丸（《内外伤辨惑论》）。

胸阳不振、痰阻胸痹之胸中满闷、疼痛：多与薤白、桂枝、瓜蒌等同用，如枳实薤白桂枝汤（《金匮要略》）。

痰热结胸：可与黄连、瓜蒌、半夏同用，如小陷胸加枳实汤（《温病条辨》）。

心下痞满、食欲不振：可与半夏曲、厚朴等同用，如枳实消痞丸（《兰室秘藏》）。

气血阻滞之胸胁疼痛：可与川芎配伍，如枳芎散（《济生方》）。

寒凝气滞：可配桂枝，如桂枳散（《本事方》）。

〖 药膳食疗 〗

◎ 枳术汤

原料：枳实、白术各15克。

制法：用上药加水500毫升，煎取药汁200毫升。

用法：每日1剂，分3次服。连续服药2周为1个疗程。

功效：益气健脾，燥湿和中，消痞除胀。

适用：胃病、腹胀。

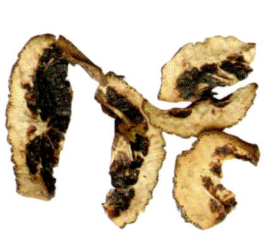

◎ 油焖枳实萝卜

原料：枳实10克，白萝卜、猪油、虾米、姜、葱、盐各适量。

制法：水煎枳实，取汁备用。将萝卜切块，用猪油煸炸，加虾米，浇药汁适量，煨至极烂，加葱、姜丝、盐适量即可食之。

用法：佐餐食。

功效：顺气行滞。

适用：气滞型便秘。

山茱萸 Shanzhuyu

【原文】 味酸,平。主心下邪气,寒热;温中,逐寒湿痹;去三虫。久服轻身。一名蜀枣。生川谷。

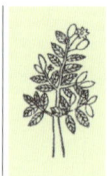

〖今 释〗

性味归经:酸、涩,微温。归肝、肾经。

功效主治:补益肝肾,收涩固脱。用于眩晕耳鸣,腰膝酸痛,阳痿遗精,遗尿尿频,崩漏带下,大汗虚脱,内热消渴。

用量用法:6~12克,煎服。

使用禁忌:凡命门火炽,强阳不痿,素有湿热,小便淋涩者忌服。

来源:本品为山茱萸科植物山茱萸的干燥成熟果肉。

形态特征:落叶小乔木。单叶对生,卵形至椭圆形,稀卵状披针形叶地生,长5~7厘米,全缘,脉腋间有黄褐色毛丛,侧脉5~8对,弧形平行排列。伞形花序,具卵状苞片4,花先叶开放,黄色。核果长椭圆形,熟时樱红色。

采收加工:秋末冬初果皮变红时采收果实,用小火烘或置沸水中略烫后,及时除去果核,干燥。

别名:药枣、茱萸肉。

〖配伍应用〗

肝肾阴虚、头晕目眩、腰酸耳鸣者:常与熟地黄、山药等配伍,如六味地黄丸(《小儿药证直诀》)。

命门火衰、腰膝冷痛、小便不利者:常与肉桂、附子等同用,如肾气丸(《金匮要略》)。

肾阳虚阳痿者:多与补骨脂、巴戟天、淫羊藿等配伍。

肾虚精关不固之遗精、滑精者:常与熟地黄、山药等同用,如六味地黄丸(《小儿药证直诀》)、肾气丸(《金匮要略》)。

肾虚膀胱失约之遗尿、尿频者:常与覆盆子、金樱子、桑螵蛸等同用。

妇女肝肾亏损、冲任不固之崩漏及月经过多者:常与熟地黄、白芍药、当归等同用,如加味四物汤(《傅青主女科》)。

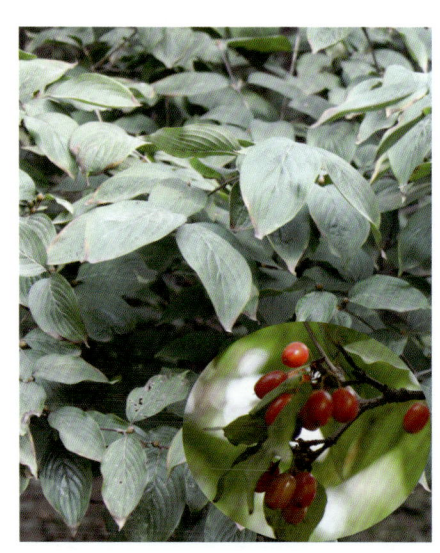

〖 药膳食疗 〗

◎ 山茱萸粥

原料：山萸肉15克，粳米60克，白糖适量。

制法：将山萸肉洗净，与粳米同入沙锅煮粥，粥将成时加入白糖稍煮即可。

用法：每日分2次食用。

功效：补肾精，助肾阳，固精敛汗。

适用：头晕目眩、耳鸣腰酸、遗精、遗尿、尿频、虚汗不止等。

◎ 山萸肉瘦肉汤

原料：山萸肉9克，瘦肉90克。

制法：山萸肉布包，煎汤去渣，加瘦肉煮熟。

用法：吃肉喝汤，每日1剂，连服7～8日。

功效：补益肝肾，益气养血。

适用：肾虚膀胱失约之遗尿、尿频者。

◎ 山茱萸炖甲鱼

原料：山茱萸20克，甲鱼250克，红枣20枚，姜、葱、盐各适量。

制法：将甲鱼剁去头、爪，除去内脏；山茱萸洗净；红枣洗净去核；葱洗净切段，姜切片。山茱萸放入锅内，加水2000毫升，煎煮20分钟，加入甲鱼、红枣、姜、葱、盐，炖熬1小时即成。

用法：每日2次，每次100克，吃甲鱼肉喝汤，佐餐、单食均可。

功效：滋阴补肾，益气补血。

适用：腰膝酸软、夜尿频多等。

桑根白皮
Sanggenbaipi

【原文】味甘，寒。主伤中，五劳六极，羸瘦；崩中；脉绝；补虚益气。叶，主除寒热出汗。桑耳，黑者，主女子漏下赤白汁，血病，癥瘕积聚，阴痛，阴阳寒热无子。五木耳，名檽，益气不饥，轻身强志。生山谷。

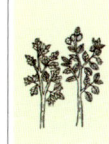

〖 今　释 〗

性味归经：甘，寒。归肺经。

功效主治：泻肺平喘，利水消肿。用于肺热喘咳，水肿胀满尿少，面目肌肤浮肿。

用量用法：6～12克，煎服。泻肺利水，平肝清火宜生用；肺虚咳嗽宜蜜炙用。

使用禁忌：肺气虚，及风寒作嗽者慎用。

来源：本品为桑科植物桑的干燥根皮。

形态特征：落叶灌木或小乔木，高达15米。树皮灰黄色或黄褐色；幼枝有毛。叶卵形或阔卵形，顶端尖或钝，基部圆形或近心形，边缘有粗锯齿或多种分裂，表面无毛有光泽，背面绿色，脉上有疏毛，腋间有毛；叶柄长1～2.5厘米。花单性异株，穗状花序。聚花果（桑葚），黑紫色或白色。

采收加工：秋末叶落时至次春发芽前采挖根部，刮去黄棕色粗皮，纵向削开，剥取根皮，晒干。

别名：桑皮、桑白皮、白桑皮、桑根皮。

〖 **配伍应用** 〗

肺热咳喘：常配地骨皮同用，如泻白散（《小儿药证直诀》）。

水饮停肺、胀满喘急：可配麻黄、杏仁、葶苈子等同用。

肺虚有热而咳喘气短、潮热、盗汗者：也可与人参、五味子、熟地黄等配伍，如补肺汤（《永类钤方》）。

全身水肿、面目肌肤浮肿、胀满喘急、小便不利者：常配茯苓皮、大腹皮、陈皮等，如五皮饮（《中藏经》）。

〖 **药膳食疗** 〗

◎ **桑白皮粥**

原料：桑白皮15克，粳米50克。

制法：桑白皮加水200毫升，煮至100毫升，去渣留汁，再入水400毫升左右，放入粳米和适量冰糖，一起煮粥。

用法：每日2次，温热服食。

功效：清泄肺热。

适用：咳嗽气喘。

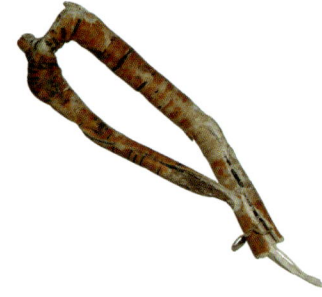

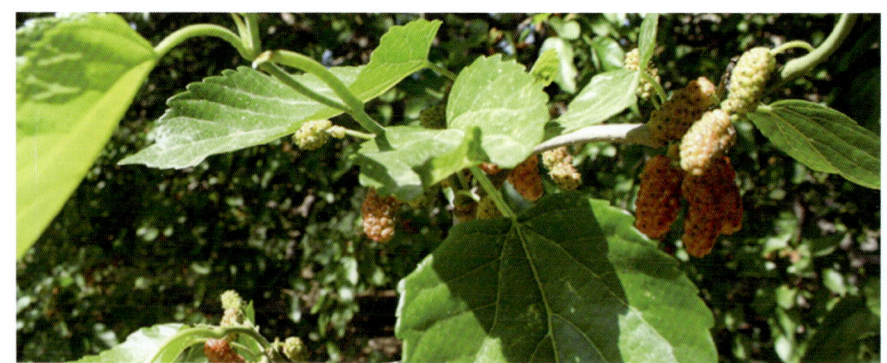

石韦 Shiwei

【原文】味苦,平。主劳热;邪气五癃闭不通,利小便水道。一名石䪒。生山谷石上。

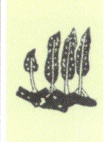

〖 今 释 〗

性味归经:甘、苦,微寒。归肺、膀胱经。

功效主治:利尿通淋,清肺止咳,凉血止血。用于热淋,血淋,石淋,小便不通,淋沥涩痛,肺热喘咳,吐血,衄血,尿血,崩漏。

用量用法:6~12克,煎服。

使用禁忌:阴虚及无湿热者忌服。

来源:本品为水龙骨科植物庐山石韦、石韦或有柄石韦的干燥叶。

形态特征:植株高10~30厘米,根茎如粗铁丝,横走,密生鳞片。叶近两型,不育叶和能育叶同形,叶片披针形或长圆披针形,基部楔形,对称。孢子囊群在侧脉间紧密而整齐的排列,初为星状毛包被,成熟时露出,无盖。

采收加工:全年均可采收。除去根茎及根,晒干或阴干。

别名:石皮、石剑、石兰、金星草。

〖 配伍应用 〗

血淋:与当归、蒲黄、芍药同用,如石韦散(《千金方》)。

热淋:以本品与滑石为末服,如(《圣惠方》)。

石淋:与滑石为末,用米饮或蜜冲服,如石韦散(《古今录验》)。

肺热咳喘气急:可与鱼腥草、黄芩、芦根等同用。

血热妄行之吐血、衄血、尿血、崩漏:可单用或随证配伍侧柏叶、白茅根、栀子等同用。

〖 药膳食疗 〗

◎ **石韦茶**

原料:石韦20克,绿茶2克。

制法:将石韦洗净,加水适量煮沸,取液冲泡绿茶。

用法:代茶频饮。

功效:利尿通淋,清热止血。

适用:湿热型尿路感染。

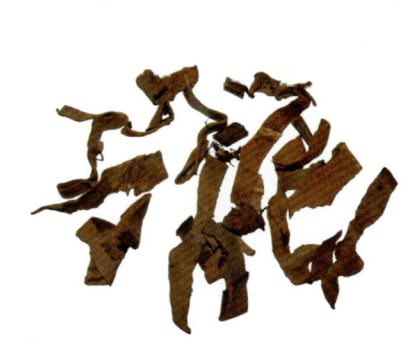

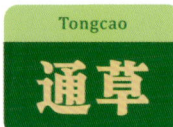

通草

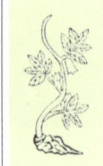

【原文】 味辛,平。主去恶虫;除脾胃寒热;通利九窍、血脉、关节,令人不忘。一名附支。生山谷。

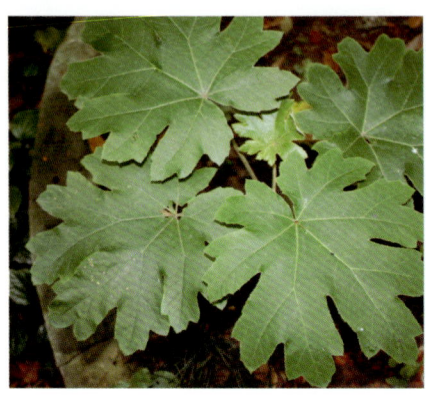

〖今　释〗

性味归经:甘、淡,微寒。归肺、胃经。

功效主治:清热利尿,通气下乳。用于湿热淋证,水肿尿少,乳汁不下。

用量用法:3～5克,煎服。

使用禁忌:孕妇慎用。

来源:为五加科植物通脱木的茎髓。

形态特征:常绿灌木或小乔木,高1～3.5米。茎粗壮,不分枝,幼稚时表面密被黄色星状毛或稍具脱落的灰黄色柔毛。茎大,白色,纸质;树皮深棕色,略有皱裂;新枝淡棕色或淡黄棕色,有明显的叶痕和大型皮孔。叶大,互生,聚生于茎顶;叶柄粗壮,圆筒形,长30～50厘米;托叶膜质,锥形,基部与叶柄合生,有星状厚绒毛;叶片纸质或薄革质,掌状5～11裂,全缘或有粗齿,上面深绿以,无毛,下面密被白色星状绒毛。伞形花序聚生成顶生或近顶生大型复圆锥花序。果球形,趋戏约4毫米,熟时紫黑色。花期10～12月,果期翌年1～2月。

采收加工:秋季采收,选择生长2～3年的植株,割取地上茎,截成段,趁鲜时取出茎髓,理直,晒干。放置干燥处。将茎髓加工制成的方形薄片,称为"方通草";加工时修切下来的边条,称为"丝通草"。

别名:寇脱、葱草、白通草、大通草、大叶五加皮。

〖配伍应用〗

热淋之小便不利、淋沥涩痛:与冬葵子、滑石、石韦同用,如通草饮子(《普济方》)。

石淋:与金钱草、海金沙等同用。

血淋:与石韦、白茅根、蒲黄等同用。

水湿停蓄之水肿证:可配猪苓、地龙、麝香,共研为末,米汤送服,如通草散(《小儿卫生总微论方》)。

产后乳汁不畅或不下:与穿山甲、甘草、猪蹄同用,如通乳汤(《杂病源流犀烛》)。

〖药膳食疗〗

◎ 通草赤小豆粥

原料：通草6克，赤小豆30克。
制法：先煎通草取汁，入赤小豆煮粥。
用法：空腹服食。
功效：健脾利水。
适用：脾虚水肿，症见腹胀尿少、下肢浮肿等。

◎ 鲫鱼通乳汤

原料：通草10克，鲫鱼500克，猪前蹄1只，食盐适量。
制法：将鲫鱼洗净，猪蹄洗净，与通草一起加水煎煮，熟后去通草加盐少许。
用法：饮汤吃肉，随量食用。
功效：益气健脾，通经下乳。
适用：妇女产后乳汁不足等。

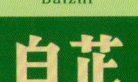

白芷 Baizhi

【原文】味辛，温。主女人漏下赤白；血闭阴肿；寒热；风头侵目泪出；长肌肤润泽，可作面脂。一名芳香。生川谷。

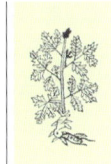

〖今 释〗

性味归经：辛，温。归胃、大肠、肺经。

功效主治：解表散寒，祛风止痛，宣通鼻窍，燥湿止带，消肿排脓。用于感冒头痛，眉棱骨痛，鼻塞流涕，鼻衄，鼻渊，牙痛，带下，疮疡肿痛。

用量用法：3～10克，煎服。外用：适量。

来源：本品为伞形科植物白芷或杭白芷的干燥根。

形态特征：白芷为多年生草本，高1～2米。茎粗壮中空。常带紫色，近花序处有短毛。基生叶有长柄，基部叶鞘紫色，叶片二至三回出式羽状分裂，最终裂片长圆形、卵圆形或披针形。复伞形花序，花白色。双悬果椭圆形，无毛或极少毛，分果侧棱成翅状。

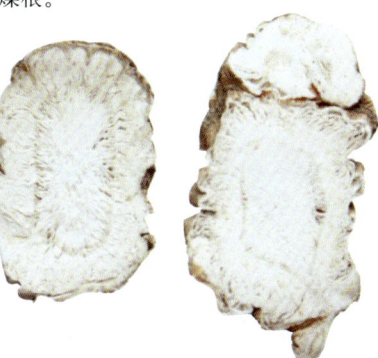

采收加工：夏、秋间叶黄时采挖，除去须根及泥沙，晒干或低温干燥。

别名：芳香、苻蓠、泽芬、香白芷。

【配伍应用】

外感风寒、头身疼痛、鼻塞流涕之证：常与防风、羌活、川芎等同用，如九味羌活汤（《此事难知》）。

风冷牙痛：可与细辛、全蝎、川芎等同用，如一捻金散（《御药院方》）。

风热牙痛：可配伍石膏、荆芥穗等，如风热散（《仙拈集》）。

风寒湿痹、关节疼痛、屈伸不利者：可与苍术、草乌、川芎等同用，如神仙飞步丹（《袖珍方》）。

寒湿下注、白带过多者：可与鹿角霜、白术、山药等同用。

湿热下注、带下黄赤者：宜与车前子、黄柏等同用。

疮疡初起、红肿热痛者：每与金银花、当归、穿山甲等药配伍，如仙方活命饮（《校注妇人良方》）。

【药膳食疗】

◎ 白芷粥

原料：白芷10克，大米100克。

制法：将白芷择净，放入锅中，加清水适量，浸泡5～10分钟后，水煎取汁，加大米煮为稀粥。

用法：每日1～2剂，连续2～3日。

功效：祛风解表，宣通鼻窍。

适用：外感风寒所致的鼻塞、头痛、眉棱骨痛等。

◎ 白芷鲤鱼汤

原料：白芷15克，鲤鱼1条（约100～150克）。

制法：将鱼常法治净，白芷以面包，加水适量，共煮之至熟，入调味品适量即可。

用法：吃鱼喝汤，隔日1次。

功效：调养气血，丰满乳房。

适用：乳房健美。

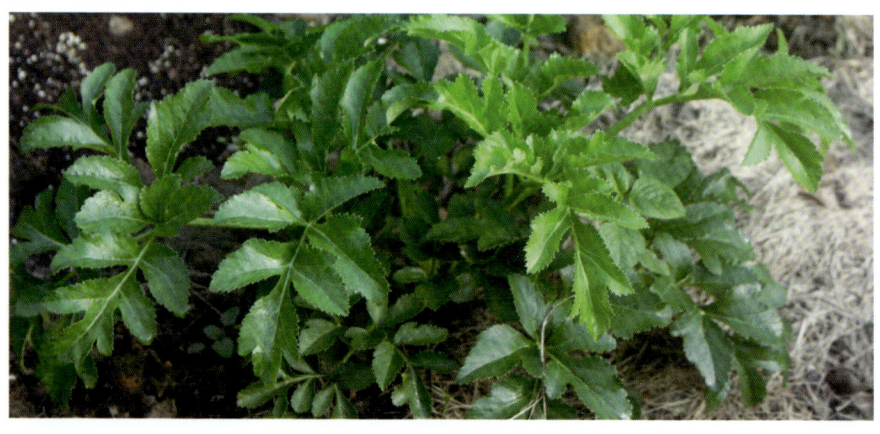

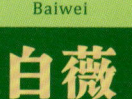

白薇 Baiwei

【原文】味苦,平。主暴中风,身热肢满,忽忽不知人;狂惑;邪气寒热酸疼;温疟洗洗,发作有时。生川谷。

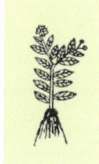

〖 今　释 〗

性味归经：苦、咸,寒。归胃、肝、肾经。

功效主治：清热凉血,利尿通淋,解毒疗疮。用于温邪伤营发热,阴虚发热,骨蒸劳热,产后血虚发热,热淋,血淋,痈疽肿毒。

用量用法：5~10克,煎服。

使用禁忌：血虚者忌服。

来源：本品为萝藦科植物白薇或蔓生白薇的干燥根及根茎。

形态特征：白薇为多年生草本,高50厘米,茎直立,常单一,被短柔毛,有白色乳汁。叶对生,宽卵形或卵状长圆形,两面被白色短柔毛。伞状聚伞花序,腋生,花深紫色。果单生,先端尖,基部钝形。种子多数,有狭翼,有白色绢毛。

采收加工：春、秋二季采挖,洗净,干燥。

别名：春草、芒草。

〖 配伍应用 〗

热病后期、余邪未尽、夜热早凉或阴虚发热、骨蒸潮热：常与地骨皮、知母、青蒿等同用。

温邪入营、高热烦渴、神昏舌绛等：与生地黄、玄参等同用。

膀胱湿热、血淋涩痛：常与木通、滑石及石韦等同用。

热毒盛的疮痈肿毒、毒蛇咬伤：常与天花粉、赤芍、甘草等同用,如白薇散(《证治准绳》)。

阴虚外感、发热咽干、口渴心烦等症：常与玉竹、淡豆豉、薄荷同用,如加减葳蕤汤(《通俗伤寒论》)。

〖 药膳食疗 〗

◎ 丹参桃仁白薇粥

原料：桃仁(去皮尖)、白薇10克,丹参15克,粳米50克。

制法：将桃仁研碎,与白薇、丹参同煎取汁去渣,与粳

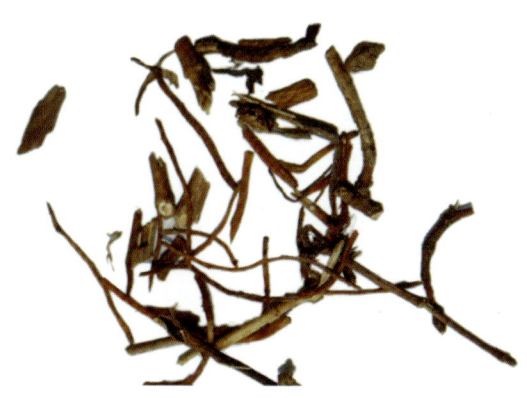

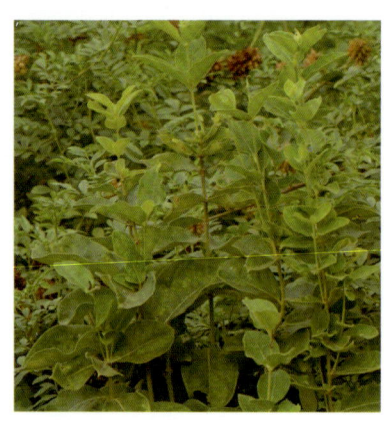

米同煮为粥。

用法：温服适量。
功效：有清热，凉血，化瘀。
适用：损伤后瘀血发热、大便干结等。

◎ 白薇冬茶

原料：白薇5克，天冬、甘草、桔梗、绿茶各3克。
制法：将上几味药用200毫升开水冲泡。
用法：10分钟后饮用，也可直接冲饮。
功效：清热润肺。
适用：阴虚、肺燥、咳嗽。

升麻 Shengma

【原文】味甘平。主解百毒，杀百精老物殃鬼，辟温疫瘴邪盅毒。久服不夭，轻身长年，一名周升麻。生山谷。

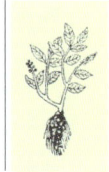

〖今　释〗

性味归经：辛、微甘，微寒。归肺、脾、胃、大肠经。

功效主治：发表透疹，清热解毒，升举阳气。用于风热头痛，齿痛，口疮，咽喉肿痛，麻疹不透，阳毒发斑，脱肛，子宫脱垂。

用量用法：3~10克，煎服。发表透疹、清热解毒宜生用，升阳举陷宜炙用。

使用禁忌：麻疹已透，阴虚火旺，以及阴虚阳亢者，均当忌用。

来源：本品为毛茛科植物大三叶升麻、兴安升麻或升麻的干燥根茎。

形态特征：多年生草木，根茎上生有多数内陷圆洞状的老茎残基。叶互生，2回3出复叶小叶卵形至广卵形，上部3浅裂，边缘有锯齿。圆锥花序具分枝3~20条，花序轴和花梗密被灰色，或锈色的腺毛及柔毛。果无毛。

采收加工：秋季采挖，除去泥沙，晒至须根干时，燎去或除去须根，晒干。

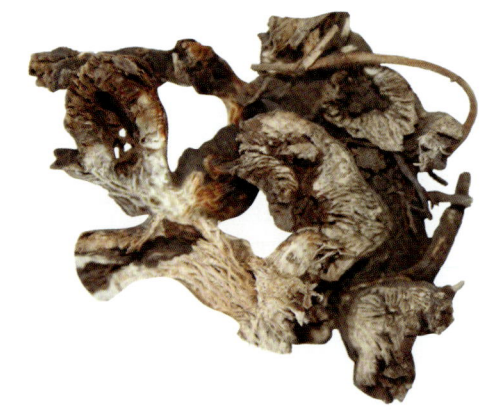

别名：龙眼根。

〖配伍应用〗

热风热感冒、温病初起、发热、头痛等症：可与桑叶、菊花、薄荷、连翘等同用。

风寒感冒、恶寒发热、无汗、头痛、咳嗽者：常配伍麻黄、紫苏、白芷、川芎等，如十神汤（《和剂局方》）。

麻疹初起、透发不畅：常与葛根、白芍、甘草等同用，如升麻葛根汤（《阎氏小儿方论》）。

痄腮肿痛：可与黄连、连翘、牛蒡子等配伍，如升麻黄连汤（《外科枢要》）。

温毒发斑：常与生石膏、大青叶、紫草等同用。

气虚下陷、月经量多或崩漏者：以本品配伍人参、黄芪、白术等药，如举元煎（《景岳全书》）。

〖药膳食疗〗

◎ **人参升麻粥**

原料：人参5～10克，升麻3克，粳米30克。

制法：前2药水煎取汁与粳米同煮为粥。

用法：每日1剂，连服1周。

功效：补气摄血，升阳举陷。

适用：气虚月经过多、过期不止、色淡质稀清如水、面色白、气短懒言、心悸、肢软无力等。

◎ **升麻蒸瘦肉**

原料：升麻10克，黄芪、党参各20克，猪瘦肉100克，味精、盐各1克，绍酒2克，姜片5克，葱段1根。

制法：将升麻、黄芪、党参洗净，切成薄片，烘干研成末，猪瘦肉洗净，切成薄片，与三味中药末拌匀，加鲜汤100克，放入姜片、葱段，用湿棉纸封住碗口，入笼内，置沸水旺火上蒸至粑透，取出加味精、盐，即成。

用法：趁热食之，每食适量。

功效：补中益气。

适用：气虚引起的子宫脱垂、胃下垂、小腹下坠、面色不华等。

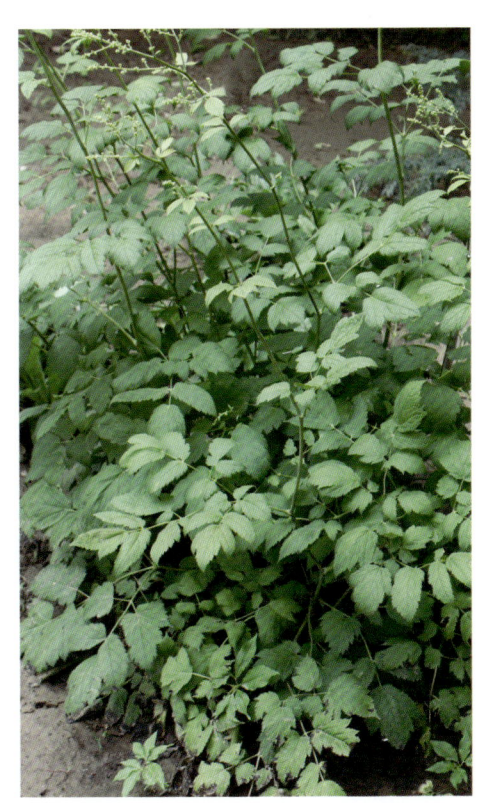

苍耳 Canger

【原文】味甘,温。主风头寒痛;风湿周痹,四肢拘挛痛;恶肉死肌。久服益气,耳目聪明,强志,轻身。一名胡葈,一名地葵。生川谷。

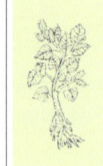

〚今 释〛

性味归经:辛、苦,温;有毒。归肺经。

功效主治:散风寒,通鼻窍,祛风湿。用于风寒头痛,鼻塞流涕,鼻衄,鼻渊,风疹瘙痒,湿痹拘挛。

用量用法:3～10克,煎服。或入丸、散。

使用禁忌:血虚头痛不宜服用,过量服用易致中毒。

来源:为菊科植物苍耳的带总苞的果实。

形态特征:一年生草本,高30～90厘米,全体密被白色短毛。茎直立。单叶互生,具长柄;叶片三角状卵形或心形,通常3浅裂,两面均有短毛。头状花序顶生或腋生。瘦果,纺锤形,包在有刺的总苞内。

采收加工:9～10月割取地上部分,打下果实,晒干,去刺,生用或炒用。

别名:野茄子、刺儿棵、疗疮草、粘粘葵。

〚配伍应用〛

外感风寒、恶寒发热、头身疼痛、鼻塞流涕者:可与防风、白芷、羌活、藁本等同用。

鼻渊而有外感风寒者:常与辛夷、白芷等配伍,如苍耳子散(《济生方》)。

鼻渊证属风热外袭或湿热内蕴者:又常与薄荷、黄芩等同用。

风湿痹证、关节疼痛、四肢拘挛:可单用;或与羌活、威灵仙、木瓜等同用。

〚药膳食疗〛

◎ 苍耳子粥

原料:苍耳子10克,粳米50克。

制法:将苍耳洗净,加水煎煮,去渣取汁,放入粳米煮成粥即可。

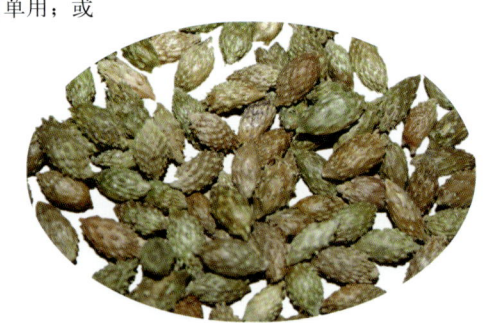

用法:早餐食用。

功效:散风除湿。

适用:因风湿上扰引起的头痛、鼻渊,或因湿热下注引起的老年痔疮,以及风湿阻痹之肢体作痛或皮肤瘙痒等。

◎ 苍耳辛芷茶

原料:苍耳子12克,辛夷、白芷各9克,薄荷5克,葱白3根,茶叶2克。

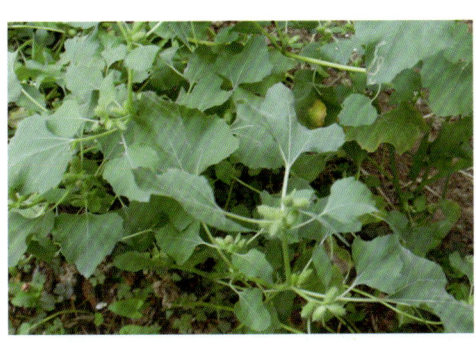

制法：以上几味共研细末，沸水冲泡。

用法：代茶温饮，不拘时，每2日1剂，或每日1剂。

功效：祛风，发汗，通窍。

适用：鼻窦炎、鼻炎、风寒表证、恶寒发热、鼻塞流涕等。

◎ 苍耳白芷茶

原料：苍耳子10克，白芷5克，绿茶2克。

制法：将苍耳子、白芷分别拣杂，洗净。白芷切成片，与苍耳子、绿茶同放入沙锅，加水浸泡片刻，煎煮数分钟，用洁净纱布过滤，取汁即成。

用法：早、晚各服1次。

功效：清火祛风。

适用：慢性鼻炎患者。

茅根 Maogen

【原文】味甘，寒。主劳伤虚羸，补中益气；除瘀血；血闭；寒热；利小便。其苗，主下水。一名兰根，一名茹根。生山谷、田野。

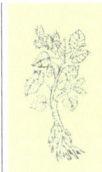

〖今 释〗

性味归经：甘，寒。归肺、胃、膀胱经。

功效主治：凉血止血，清热利尿。用于血热吐血，衄血，尿血，热病烦渴，湿热黄疸，水肿尿少，热淋涩痛。

用量用法：9～30克，煎服，鲜品加倍，以鲜品为佳，可捣汁服。多生用，止血亦可炒炭用。

使用禁忌：胃虚寒、腹泻便溏者忌食。

来源：本品为禾本科植物白茅的干燥根茎。

形态特征：禾本科白茅属多年生草本，株高25～80厘米，春季先开

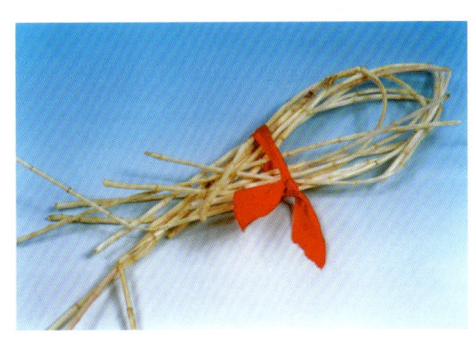

花,后生叶子,须根,茎节上有长柔毛,根状茎长。叶片主脉明显,叶鞘边缘与鞘口有纤毛。圆锥花序分枝紧密,花穗上密生白毛,小穗基部密生银丝状长柔毛,颖果成熟后,自柄上脱落。

采收加工:春、秋二季采挖,洗净,晒干,除去须根及膜质叶鞘,捆成小把。

别名:白茅根。

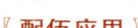

咯血:与藕同用,均取鲜品煮汁服,如二鲜饮(《医学衷中参西录》)。

小便出血:单用本品煎服。

血尿时发、属虚而有热者:常配人参、地黄、茯苓同用,如茅根饮子(《外台秘要》)。

水肿、热淋:均单用本品煎服,也可与其他清热利尿药同用,如(《肘后方》)治热淋,(《医学衷中参西录》)治水肿、小便不利。

湿热黄疸:常配茵陈、山栀等同用。

胃热呕吐:常与葛根同用,如茅根汤(《小品方》)。

肺热咳喘:常配桑白皮同用,如如神汤(《圣惠方》)。

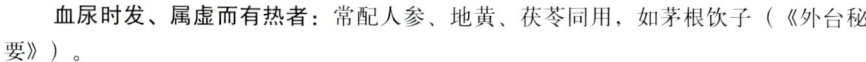

◎ 茅根粳米粥

原料:白茅根、粳米、鲜荷叶各50克,白糖30克。

制法:先将白茅根洗净,放锅中加水1000毫升,煎取汁600毫升。再用此汁与淘净的粳米同煮成粥,出锅前放鲜荷叶略炖,食前用白糖调味。

用法:每日1剂,代早餐用。

功效:养阴清热,凉血。

适用:血热所致的鼻出血。

◎ 茅根鲜藕栀子仁粥

原料:白茅根30克,栀子仁末6克,鲜藕片60克,粳米100克。

制法:先将白茅根水煎滤汁去渣,加入鲜藕片、粳米同煎为粥,待粥熟时,调入栀子仁末,稍煮即可食用。

用法:早、晚餐食用,每日2次。

功效:泻肝清胃,凉血止血。

适用:肝火犯胃型上消化道出血。

百合 Baihe

【原文】味甘，平。主邪气腹胀心痛；利大、小便；补中益气。生川谷。

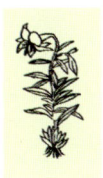

〖今　释〗

性味归经：甘，寒。归心、肺经。

功效主治：养阴润肺，清心安神。用于阴虚燥咳，劳嗽咳血，虚烦惊悸，失眠多梦，精神恍惚。

用量用法：6～12克，煎服。蜜炙可增加润肺作用。

使用禁忌：感冒风寒咳嗽者忌食；脾胃虚寒，腹泻便溏者忌食。

来源：本品为百合科植物卷丹、百合或细叶百合的干燥肉质鳞叶。

形态特征：多年生球根草本花卉，株高40～60厘米，还有高达1米以上的。茎直立，不分枝，草绿色，茎秆基部带红色或紫褐色斑点。地下具鳞茎，鳞茎由阔卵形或披针形，白色或淡黄色，直径由6～8厘米的肉质鳞片抱合成球形，外有膜质层。单叶，互生，狭线形，无叶柄，直接包生于茎秆上，叶脉平行。花着生于茎秆顶端，呈总状花序，簇生或单生，花冠较大，花筒较长，呈漏斗形喇叭状，六裂无萼片，因茎秆纤细，花朵大，开放时常下垂或平伸。

采收加工：秋季采挖，洗净，剥取鳞叶，置沸水中略烫，干燥。

别名：重迈、中庭、重箱、摩罗、强瞿、百合蒜、蒜脑薯。

〖配伍应用〗

阴虚肺燥有热之干咳少痰、咳血或咽干音哑等症：常与款冬花配伍，如（《济生方》）百花膏。

肺虚久咳、劳嗽咳血：常与生地黄、玄参、桔梗、川贝母等同用，如百合固金汤（《慎斋遗书》）。

虚热上扰、失眠、心悸：可与麦冬、酸枣仁、丹参等同用。

神志恍惚、情绪不能自主、口苦、小便赤、脉微数等为主的百合病心肺阴虚内热证：常与生地黄、知母等同用。

〖药膳食疗〗

◎ 百合芡实汤

原料：百合30克，芡实50克。

制法：百合、芡实加水煮熟。

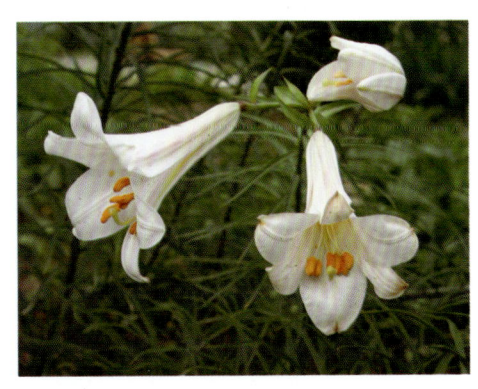

用法：加糖调味后服用，每次1小碗，每日1～2次。
功效：补肾固精，养心安神。
适用：肾虚引起的失眠多梦、遗精头昏者。

◎ 百合冬瓜汤

原料：百合50克，冬瓜100克，鸡蛋1个，猪油、盐、味精各适量。
制法：将百合、冬瓜加水400毫升，煮熟后，再将鸡蛋清放入打散，下化猪油、盐、味精，调匀。
用法：分2次服用。
功效：润肺止咳。
适用：阴虚肺热咳嗽，大便秘结等。

◎ 百合龙眼汤

原料：百合30克，龙眼肉15克。
制法：水煎服。
用法：每日数次。
功效：养阴润燥，清心安神。
适用：虚热惊悸、失眠多梦、精神恍惚者。

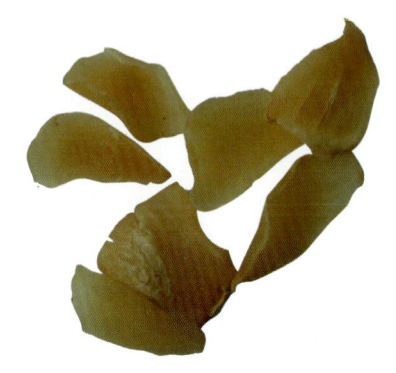

酸酱 Suanjiang

【原文】味酸，平。主热烦满；定志益气；利水道；产难，吞其实立产。一名酢酱。生川泽。

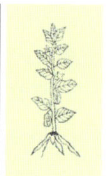

〖今 释〗

性味归经：苦，寒。归肺经。
功效主治：清热解毒，利咽化痰，利尿通淋。用于咽痛音哑，痰热咳嗽，小便不利，热淋涩痛；外治天疱疮，湿疹。
用量用法：5～9克，煎服。外用：适量，捣敷患处。
使用禁忌：脾虚泄泻及痰湿忌用。
来源：本品为茄科植物酸浆的干燥宿萼或带果实的宿萼。
形态特征：多年生草本，高35～100厘米。具横走的根状茎。茎直立，多单生，不分枝，略扭曲，表面具棱角，光滑无毛。叶互生，叶片卵形至广卵形，先端急尖或渐尖，基部楔形或广楔形，边缘具稀疏不规则的缺刻，或呈波状，上面光滑无毛，下面几无毛。花单生于叶腋，花梗长1～1.5厘米；花白色，花萼绿色，钟形。浆果圆球形，直径约1.2厘米；光滑无毛，成熟时呈橙红色，宿存花萼在结果时增大，厚膜质膨胀如灯笼，长可达4.5厘米，具5棱角，橙红色或深红色，无毛，疏松地包围在浆果外面。种子

多数,细小。花期7~10月,果期8~11月。

采收加工:秋季果实成熟、宿萼呈红色或橙红色时采收,干燥。

别名:酸浆、锦灯笼、红菇娘。

〖 配伍应用 〗

阴咽喉肿痛、声音嘶哑:常与山豆根、桔梗、牛蒡子等同用;喉痛音哑:也可将本品与冰片共研末,吹喉。

痰热咳嗽、小便不利:与前胡、瓜蒌等同用。

小便短赤或淋沥涩痛:常与车前子、木通、蓄、金钱草等配伍。

砂淋、石淋:与龙胆草、赤茯苓、车前草等配用,如(《贵阳民间药草》)。

〖 药膳食疗 〗

◎ 锦灯笼粥

原料:锦灯笼1株,粳米50~100克。

制法:将锦灯笼加适量水煎煮,去渣取汁,加入粳米煮成粥即可。

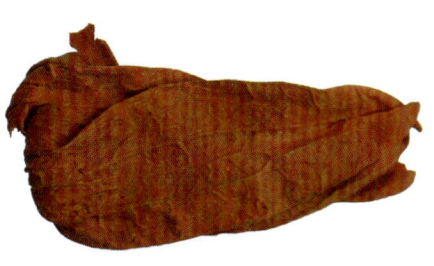

用法:早餐食用。

功效:清热解毒。

适用:流行性腮腺炎。

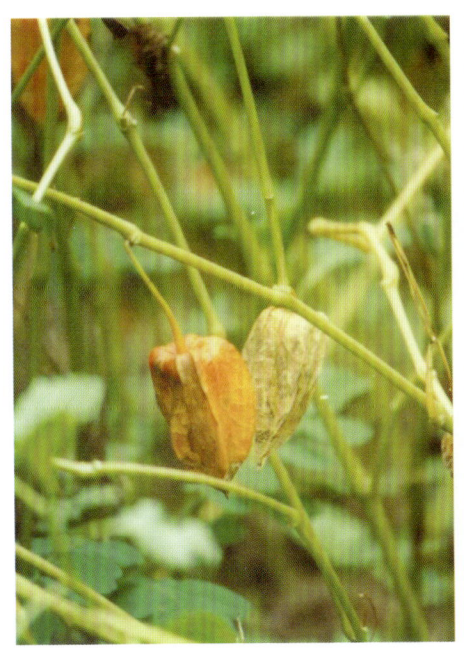
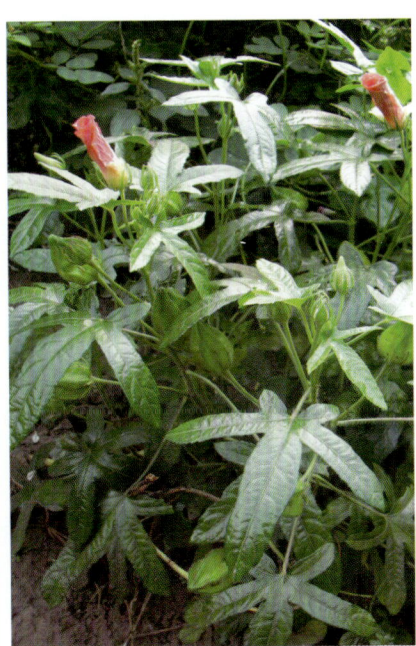

淫羊藿 Yinyanghuo

【原文】味辛，寒。主阴痿绝伤；茎中痛，利小便，益气力；强志。一名刚前。生山谷。

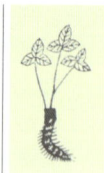

〖今　释〗

性味归经：辛、甘，温。归肝、肾经。

功效主治：补肾阳，强筋骨，祛风湿。用于肾阳虚衰，阳痿遗精，筋骨痿软，风湿痹痛，麻木拘挛。

用量用法：6～10克，煎服。

使用禁忌：阴虚而相火易动者忌服。

来源：本品为小檗科植物淫羊藿、箭叶淫羊藿、柔毛淫羊藿、巫山淫羊藿或朝鲜淫羊藿的干燥地上部分。

形态特征：多年生草本，高30～40厘米。叶为二回三出复叶，叶柄长3～4厘米，小叶柄长1.5～4厘米，小叶片卵圆形或近圆形，基部深心形，中小叶片对称，两边小叶片不对称，表面无毛，有光泽，背面疏生直立短毛，主脉上尤为明显，边缘有锯齿。聚伞花序排成圆锥形，花序轴及花梗上有明显腺毛，花通常白色，内轮萼片卵状长圆形，外轮萼片卵形，花瓣的矩通常比萼片长二倍。果为果，具有1～2枚褐色种子。

采收加工：夏、秋季茎叶茂盛时采割，除去粗梗及杂质，晒干或阴干。

别名：仙灵脾、羊藿、黄连祖、乏力草。

〖配伍应用〗

肾虚阳痿遗精等：与肉苁蓉、巴戟天、杜仲等同用，如填精补髓丹（《丹溪心法》）。

风湿痹痛、筋骨不利及肢体麻木：常与威灵仙、苍耳子、川芎、肉桂同用，即仙灵脾散（《圣惠方》）。

〖药膳食疗〗

◎ 淫羊藿酒

原料：淫羊藿100克，白酒500毫升。

制法：淫羊藿洗净，放入白酒中浸泡1月。

用法：每次1小杯。

功效：温肾壮阳。

适用：肾虚阳痿、遗精、早泄、腰膝酸软等。

◎ 淫羊藿苁蓉酒

原料：淫羊藿100克，肉苁蓉50克，白酒（或米酒）1000毫升。

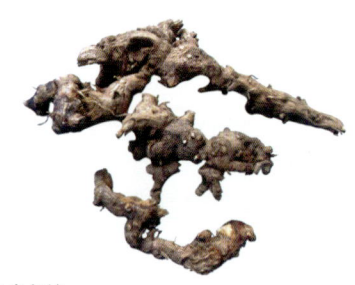

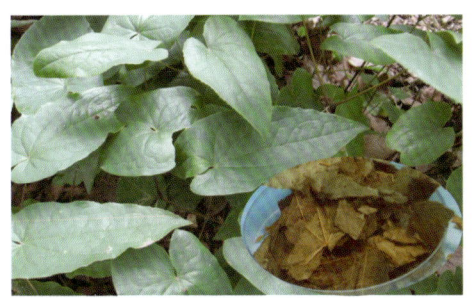

制法：将上药加工捣碎，浸入酒中，封盖，置阴凉处。每日摇晃数下，15日后开封即可饮用。

用法：每日3次，每次饮服10～15毫升。

功效：补肾壮阳。

适用：肾阳虚之阳痿、遗精、早泄、腰膝酸痛等。

栀子 Zhizi

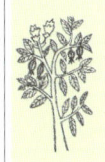

【原文】味苦，寒。主五内邪气；胃中热气，面赤；酒皶皻鼻、白癞、赤癞、疮疡。一名木丹。生川谷。

〖今 释〗

性味归经：苦，寒。归心、肺、三焦经。

功效主治：泻火除烦，清热利湿，凉血解毒；外用消肿止痛。用于热病心烦，湿热黄疸，淋证涩痛，血热吐衄，目赤肿痛，火毒疮疡；外治扭挫伤痛。

用量用法：6～10克，煎服。外用：生品适量，研末调敷。

使用禁忌：体虚便溏者慎用。

来源：本品为茜草科植物栀子的干燥成熟果实。

形态特征：常绿灌木，高达2米。叶对生或3叶轮生，叶片革质，长椭圆形或倒卵状披针形，全缘；托叶2片，通常连合成筒状包围小枝。花单生于枝端或叶腋，白色，花萼绿色，圆筒状。

采收加工：9～11月果实成熟呈红黄色时采收，除去果梗及杂质，蒸至上汽或置沸水中略烫，取出，干燥。

别名：黄栀子、山枝子、白蟾。

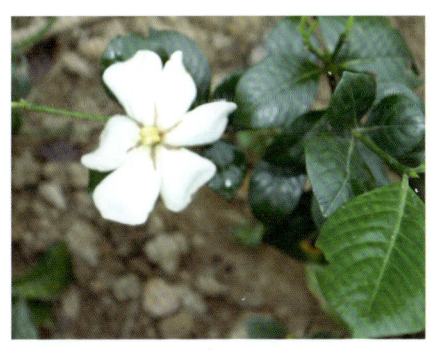

〖 配伍应用 〗

热病心烦、躁扰不宁：可与淡豆豉同用，如栀子豉汤（《伤寒论》）。

肝胆湿热郁蒸之黄疸：常配茵陈、大黄等用，如茵陈蒿汤（《伤寒论》），或配黄柏用，如栀子柏皮汤（《金匮要略》）。

血淋涩痛或热淋证：常配木通、车前子、滑石等用，如八正散（《和剂局方》）。

火毒疮疡、红肿热痛者：常配金银花、连翘、蒲公英用；或配白芷以助消肿，如缩毒散（《普济方》）。

〖**药膳食疗**〗

◎ **栀子莲芯粥**

原料：栀子仁10克，莲子芯3克，大米50～100克。

制法：栀子仁研细末，大米、莲芯同煮粥，粥将成调入栀子末稍煮即可。

用法：每日分2次服食，连用3～5日。

功效：清心泄火。

适用：心火旺盛之心烦、失眠、尿赤、遗精。

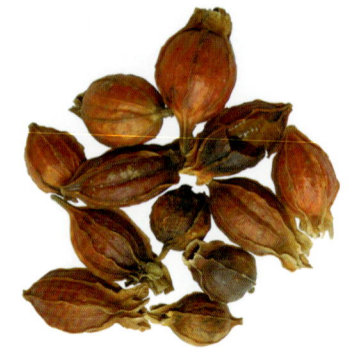

凌霄花 Lingxiaohua

【原文】味酸，微寒。主妇人乳余疾；崩中；癥瘕血闭，寒热羸瘦；养胎。生川谷。

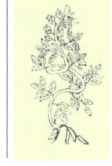

〖**今　释**〗

性味归经：甘、酸，寒。归肝、心包经。

功效主治：活血通经，凉血祛风。用于月经不调，经闭瘕，产后乳肿，风疹发红，皮肤瘙痒，痤疮。

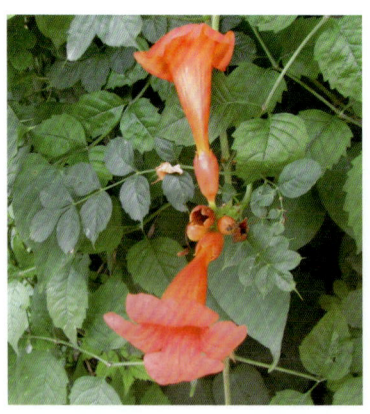

用量用法：5～9克，煎服。外用：适量。

使用禁忌：孕妇慎用。

来源：本品为紫葳科植物凌霄或美洲凌霄的干燥花。

形态特征：落叶木质藤本，借气根攀附于其附物上，茎黄褐色具棱状网裂。叶对生，奇数羽状复叶，小叶卵形至卵状披针形，先端尾状渐尖，基部阔楔形，两侧不等大，边缘有粗锯齿，两面无毛，小叶柄着生处有淡黄褐色束毛。花序顶生，圆锥状，花大，花萼钟状，花冠漏斗状钟形。蒴果长如豆荚，具子房柄，种子多数，扁平，有透明的翅。

采收加工：夏、秋二季花盛开时采收，干燥。
别名：紫葳、藤罗花。

〖配伍应用〗

经血瘀经闭：可与当归、红花、赤芍等同用，如紫葳散（《妇科玉尺》）。
瘀血癥积聚：可配鳖甲、丹皮等用，如鳖甲煎丸（《金匮要略》）。
跌打损伤：可单用捣敷，亦可配乳香、没药等用。
周身瘙痒：可单以本品为末，酒调服，如（《医学正传》）；亦可与生地黄、丹皮、刺蒺藜等同用。
风疹、皮癣：配雄黄、黄连、天南星等为末外搽，如凌霄花散（《证治准绳》）。
血热便血、崩漏：可单用研末冲服，亦可与地榆、槐花、生地黄等同用。

〖药膳食疗〗

◎ 凌霄花粥

原料：凌霄花30克，粳米100克，冰糖适量。
制法：凌霄花冲洗，去掉花粉，粳米下锅煮粥，临熟时放入凌霄花、冰糖，改用小火煮成粥。
用法：每日早、晚食用，连服3～5日。孕妇忌用。
功效：凉血祛瘀。
适用：荨麻疹、湿癣、风疹、老年皮肤瘙痒症。

◎ 凌霄花阿胶粥

原料：凌霄花、阿胶各10克，糯米50克，红糖适量。
制法：先将凌霄花加水煎汁，去渣取汁，加入阿胶、糯米同煮成粥。
用法：每日1～2次，温热服。
功效：补血养血。
适用：血虚之经闭、面色萎黄等。

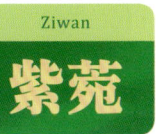

紫菀 Ziwan

【原文】味苦，温。主欬逆上气，胸中寒热结气；去蛊毒；痿；安五脏。生山谷。

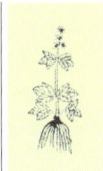

〖今　释〗

性味归经：辛，苦，温。归肺经。
功效主治：润肺下气，消痰止咳。用于痰多喘咳，新久咳嗽，劳嗽咳血。
用量用法：5～10克，煎服。外感暴咳生用，肺虚久咳蜜炙用。

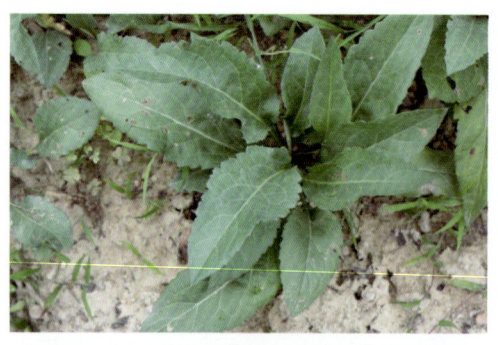

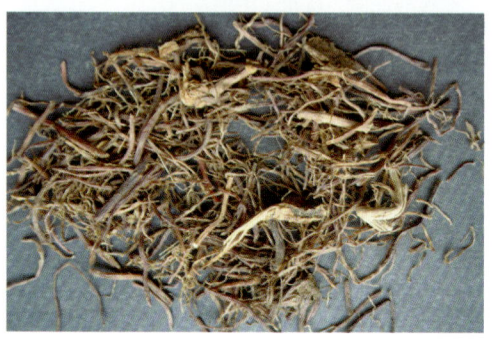

来源：本品为菊科植物紫菀的干燥根及根茎。

形态特征：紫菀为多年生草本，高40～150厘米。茎直立，通常不分，粗壮，有疏糙毛。根茎短，必生多数须根。基生叶花期枯萎、脱落，长圆状或椭圆状匙形，基部下延；茎生叶互生，无柄；叶片长椭圆形或披针形，基部下延；茎生叶互生，无柄；叶片椭圆形或披针形，中脉粗壮，有6～10对羽状侧脉。头花序多数，直径2.5～4.5厘米，排列成复伞房状；决苞半球形，宽10～25毫米，总苞片3层，外层渐短，全部或上部草质，先端尖或圆形，边缘宽膜质，紫红色；花序边缘为舌状花，约20多个，蓝紫色，舌片先端3齿裂，花柱，柱头2分叉；中央有多数筒状花，两性，黄色。瘦果倒卵状长圆形，扁平，紫褐色，长2.5～3毫米，两面各有1脉或少有3脉，上部具短伏毛，冠毛污白色或带红色。花期7～9月，果期9～10月。

采收加工：春、秋二季采挖，除去有节的根茎（习称母根）和泥沙，编成辫状晒干，或直接晒干。

别名：山白菜、小辫儿、夹板菜、驴耳朵菜。

〖 **配伍应用** 〗

温风寒犯肺、咳嗽咽痒、咯痰不爽：配荆芥、桔梗、百部等，如止嗽散（《医学心悟》）。

阴虚劳嗽、痰中带血：配阿胶、贝母等，如王海藏紫菀汤。

〖 **药膳食疗** 〗

◎ 紫菀款冬羊肺汤

原料：紫菀、款冬各15克，羊肺1具，调料适量。

制法：将羊肺用清水洗干净，与紫菀、款冬共煮，将熟加入调料。

用法：食肉喝汤，佐餐食。

功效：滋补肺阴，去咳定喘。

适用：慢性支气管炎、咳喘。

白鲜 Baixian

【原文】味苦，寒。主头风；黄疸；逆；淋沥；女子阴中肿痛；湿痹死肌，不可屈伸，起止行步。生山谷。

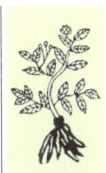

〖今 释〗

性味归经：苦，寒。归脾、胃、膀胱经。

功效主治：清热燥湿，祛风解毒。用于湿热疮毒，黄水淋漓，湿疹，风疹，疥癣疮癞，风湿热痹，黄疸尿赤。

用量用法：5～10克，煎服。外用：适量，煎汤洗或研粉敷。

使用禁忌：虚寒证忌服。

来源：本品为芸香科植物白鲜的干燥根皮。

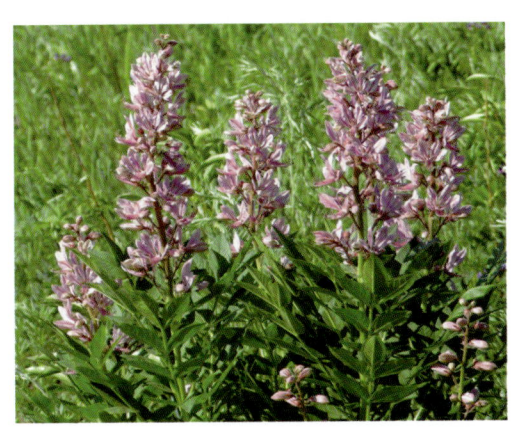

形态特征：多年生草本，基部木本，高可达1米。根肉质，黄白色，多分枝。茎幼嫩部分密被白色的长毛及凸起的腺点。单数羽状复叶互生，卵形至卵状披针形，边缘有锯齿，沿脉被柔毛，密布腺点（油室），叶柄及叶轴两侧有狭翅。总状花序顶生，花白色，有淡红色条纹。

采收加工：春、秋二季采挖根部，除去泥沙及粗皮，剥取根皮，干燥。

别名：白羊鲜、金雀儿椒。

〖配伍应用〗

湿热疮毒、肌肤溃烂、黄水淋漓者：可配苍术、苦参、连翘等用。

湿疹、风疹、疥癣：可配苦参、防风、地肤子等用，煎汤内服、外洗。

湿热蕴蒸之黄疸、尿赤：常配茵陈等用，如茵陈汤（《圣济总录》）。

风湿热痹、关节红肿热痛者：常配苍术、黄柏、薏苡仁等同用。

〖药膳食疗〗

◎ 白鲜皮酒

原料：白鲜皮100克，白酒500毫升。

制法：将上二味药共浸泡3日。

用法：每日3次，取酒液口服，每次10毫升。

功效：祛风除湿。

适用：湿疹。

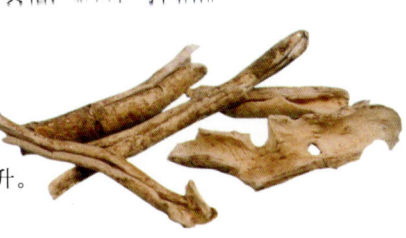

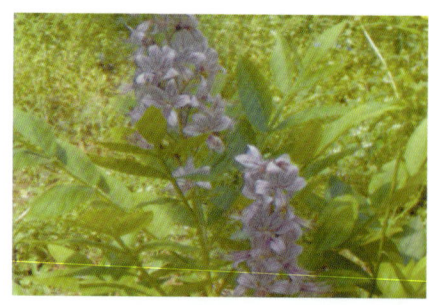

◎ 白鲜皮生地酒

原料：白鲜皮15克，鲜生地黄30克，白酒150毫升。

制法：以上3味共浸泡5日后去渣取汁，备用。

用法：涂擦患处。

功效：清热解毒，祛风除湿。

适用：脂溢性皮炎。

五加皮 Wujiapi

【原文】味辛，温。主心腹疝，气腹痛；益气疗躄；小儿不能行；疽疮；阴蚀。一名豺漆。

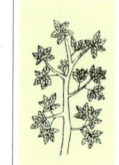

〖 今　　释 〗

性味归经：辛，苦，温。归肝、肾经。

功效主治：祛风除湿，补益肝肾，强筋壮骨，利水消肿。用于风湿痹病，筋骨痿软，小儿行迟，体虚乏力，水肿，脚气。

用量用法：5～10克，煎服，或酒浸，入丸、散服。

使用禁忌：阴虚火旺者慎服。

来源：为五加科植物细柱五加的干燥根皮，习称"南五加皮"。

形态特征：灌木，有时成蔓状，高2～3米。枝灰褐色，无刺或在叶柄基部单生扁平的刺。掌状复叶在长枝上互生，在短枝上簇生；先端渐尖，基部楔形，边缘有钝细锯齿，两面无毛或被疏毛，下面脉腋有簇毛；具柄。伞形花序单生于叶腋或短枝上，无毛；花小，黄绿色。浆果近球形，侧扁，熟时黑色。

采收加工：夏、秋采挖，剥取根皮，晒干。切厚片，生用。

别名：木骨、南五加皮、细柱五加、短梗五加、轮伞五加。

〖 配伍应用 〗

风湿痹证、腰膝疼痛、筋脉拘挛：可单用或配当归、牛膝等，如五加皮酒（《本草纲目》）；亦可与木瓜、松节同用，如五加皮散（《沈氏

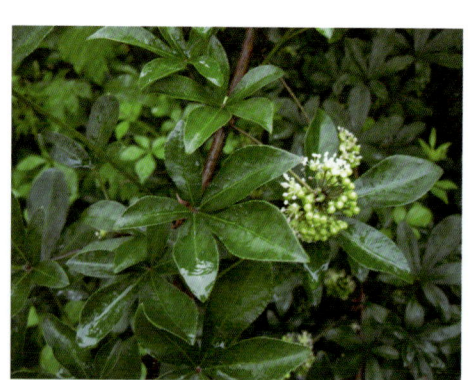

肝肾不足、筋骨痿软者：常与杜仲、牛膝等配伍，如五加皮散（《卫生家宝》）。

小儿行迟：与龟甲、牛膝、木瓜等同用，如五加皮散（《保婴撮要》）。

水肿、小便不利：每与茯苓皮、大腹皮、生姜皮、地骨皮配伍，如五皮散（《和剂局方》）。风寒湿壅滞之脚气肿痛：可与远志同用，如五加皮丸（《瑞竹堂经验方》）。

〖 **药膳食疗** 〗

◎ 五皮肉汤

原料：五加皮、茯苓皮、桑白皮、陈皮各10克，沙梨皮30克，猪瘦肉500克。

制法：将上几味同炖至肉烂即可。

用法：每日1剂，分2～3次服，喝汤吃肉。

功效：利水退肿。

适用：水肿、消化不良。

◎ 五加木瓜酒

原料：五加皮、木瓜各30克，白酒750毫升。

制法：将五加皮、木瓜浸入白酒内5～7日，瓶口封严。

用法：饮酒，每日2～3次，每次酌量。

功效：祛风湿，缓拘挛，通络，止痛。

适用：风湿所致的关节疼痛、拘挛等。

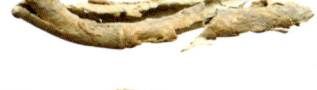
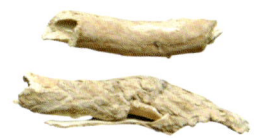
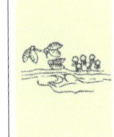

水萍 Shuiping

【原文】味辛，寒。主暴热身痒；下水气；胜酒；长须发；止消渴。久服轻身。一名水花。生池泽。

〖 **今　释** 〗

性味归经：辛，寒。归肺经。

功效主治：宣散风热，透疹，利尿。用于麻疹不透，风疹瘙痒，水肿尿少。

用量用法：3～9克，煎服。外用：适量，煎汤浸洗。

使用禁忌：气虚慎用。

来源：本品为浮萍科植物紫萍的干燥全草。

形态特征：紫萍，多年生细小草本，漂浮水面。根5～11条束生，细小，纤维状，长3～5厘米。在根的着生处一侧产生新芽，新芽与母体分离之前由一细弱的柄相连结。叶状体扁平，单生或2～5簇生，阔倒卵形，先端钝圆，上面稍向内凹，深绿色，下面呈紫色。花序生于叶状体边缘的缺刻内；花单性，雌雄同株；佛焰苞袋状，短小，2唇形，内有2雄花和1雌花，无花被；雄花有雄蕊2，花药2室，花丝纤细；雌花有雌蕊1，子房无柄，1室，具直立胚珠2，花柱短，柱头扁平或环状。果实圆形，边缘有翅。花期4～6月，果期5～7月。

采收加工：6～9月采收，洗净，除去杂质，晒干。

别名：浮萍。

〖 配伍应用 〗

发热无汗等症：可与薄荷、蝉蜕、连翘等同用。

风寒感冒、恶寒无汗：可与麻黄、香薷、羌活等同用。

麻疹初起、疹出不畅：常与薄荷、蝉蜕、牛蒡子等同用。

风邪郁闭肌表、风疹瘙痒、偏于风热者：多与蝉蜕、薄荷、牛蒡子等同用；偏于风寒者，多与麻黄、防风、荆芥等同用。

水肿尿少兼风热表证者：可单用；或与麻黄、连翘、冬瓜皮等同用。

〖 药膳食疗 〗

◎ 浮萍黑豆汤

原料：鲜浮萍30克，黑豆50克。

制法：取新鲜浮萍淘洗干净；把黑豆洗后用冷水浸泡1～2小时，再与浮萍同放入小锅内，加水适量，煎沸后去渣取汤。

用法：以上为1日量，分2次温热饮用，连用5～7日。

功效：祛风，行水，清热，解毒。

适用：水肿。

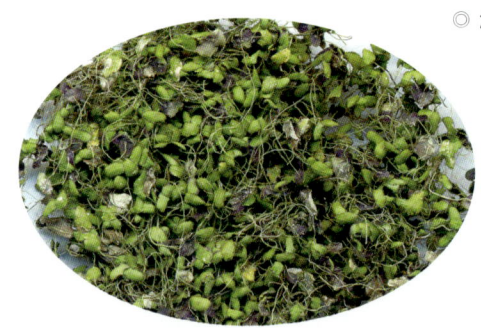

◎ 浮萍姜皮冬瓜汤

原料：浮萍、生姜皮各10克，带皮冬瓜（或冬瓜）500克。

制法：将冬瓜洗净切片，浮萍布包与生姜同煮至瓜熟。

用法：调味后温服，吃瓜喝汤。

功效：清热利尿，发汗利尿。

适用：风邪上犯型水肿。

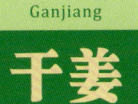
干姜 Ganjiang

【原文】味辛,温。主胸满,逆上气;温中止血;出汗,逐风湿痹;肠下痢。生者尤良。久服去臭气,通神明。生山谷。

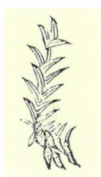

〖今 释〗

性味归经:辛,热。归脾、胃、肾、心、肺经。

功效主治:温中散寒,回阳通脉,温肺化饮。用于脘腹冷痛,呕吐泄泻,肢冷脉微,寒饮喘咳。

用量用法:3~10克,煎服。

使用禁忌:阴虚内热、血热妄行者禁服。

来源:本品为姜科植物姜的干燥根茎。

形态特征:多年生草本,高50~80厘米。根茎横走,扁平肥厚,有分枝,有浓厚的辛辣气味。叶无柄,叶片披针形至线状披针形。花葶自根茎中抽出,总花梗长达25厘米,穗状花序果状,苞片卵形,淡绿色,花冠黄绿色,唇瓣大。

采收加工:冬季采挖,除去须根及泥沙,晒干或低温干燥。趁鲜切片晒干或低温干燥者称为"干姜片"。

别名:白姜、均姜、干生姜。

〖配伍应用〗

寒邪直中脏腑所致腹痛:可单用本品研末服,如(《外台秘要》)。

脾胃虚寒、脘腹冷痛等:多与党参、白术等同用,如理中丸(《伤寒论》)。

胃寒呕吐:常配高良姜,如二姜丸(《和剂局方》)。

上热下寒、寒热格拒、食入即吐者:可与黄芩、黄连、人参等同用,如干姜黄芩黄连人参汤(《伤寒论》)。

中寒水泻:可单用为末服;亦可与党参、白术、甘草等同用。

寒饮喘咳、形寒背冷、痰多清稀之证:常与细辛、五味子、麻黄等同用,如小青龙汤(《伤寒论》)。

〖药膳食疗〗

◎ **干姜粥**

原料:干姜、高良姜各10克,白米50克。

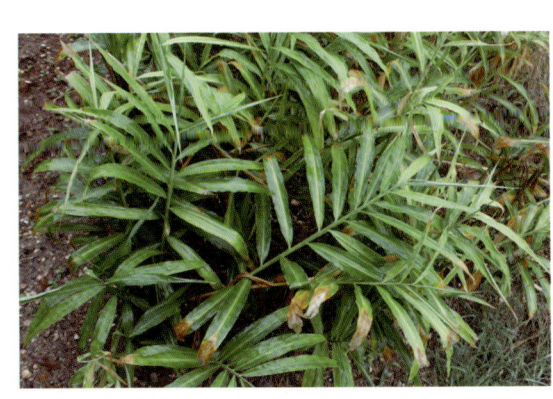

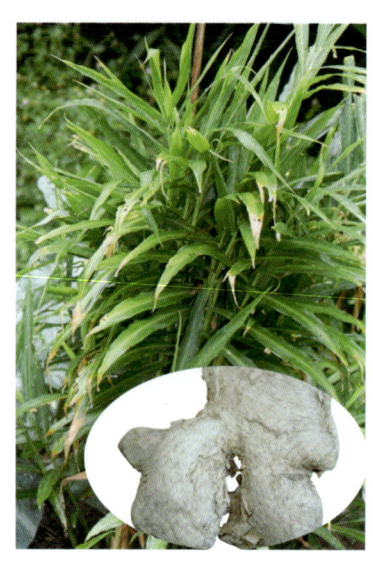

制法:将干姜、高良姜装入纱袋内,与米加水同煮作粥,粥熟去药袋。

用法:1～2次服完。

功效:温中散寒。

适用:一切寒冷气郁、心痛、腹肋胀满、坐卧不得、心绞痛等。

◎ 姜艾苡仁粥

原料:干姜、艾叶各10克,薏苡仁30克。

制法:将干姜、艾叶水煎取汁,将薏苡仁煮粥至八成熟,入药汁同煮至熟即可。

用法:作早餐食用。

功效:温经,化瘀,散寒,除湿,润肤。

适用:寒湿凝滞型痛经者。

◎ 干姜木瓜粥

原料:干姜30克,木瓜15克,茯苓粉50克,粳米60克。

制法:用清水适量先煮干姜、木瓜半小时,去渣取汁,再煮粳米,米将烂加茯苓粉、红糖,小火熬粥,搅匀。

用法:早、晚餐空腹食,连服数日。

功效:温中补虚,化湿止痢。

适用:寒湿下痢、泄泻、腹胀、纳差等。

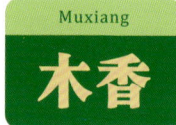

木香 Muxiang

【原文】味辛,温。主邪气,辟毒疫温鬼;强志,主淋露。久服不梦寤魇寐。生山谷。

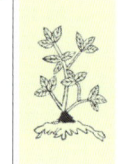

〖今 释〗

性味归经:辛、苦,温。归脾、胃、大肠、三焦、胆经。

功效主治:行气止痛,健脾消食。用于胸胁、脘腹胀痛,泻痢后重,食积不消,不思饮食。煨木香实肠止泻。用于泄泻腹痛。

用量用法:3～6克,煎服。生用行气力强,煨用行气力缓而实肠止泻,用于泄泻腹痛。

使用禁忌:本品辛温香燥,凡阴虚火旺者慎用。

来源:本品为菊科植物木香的干燥根。

形态特征：多年生草本，高1~2米。主根粗壮，圆柱形。基生叶大型，具长柄，叶片三角状卵形或长三角形，基部心形，边缘具不规则的浅裂或呈波状，疏生短刺；基部下延成不规则分裂的翼，叶面被短柔毛；茎生叶较小呈广椭圆形。头状花序2~3个丛生于茎顶，叶生者单一，总苞由10余层线状披针形的薄片组成，先端刺状；花全为管状花。瘦果线形，有棱，上端着生一轮黄色直立的羽状冠毛。

采收加工：秋、冬二季采挖，除去泥沙及须根，切段，大的再纵剖成瓣，干燥后撞去粗皮。

别名：蜜香、云木香、广木香、南木香、青木香、川木香。

〖 **配伍应用** 〗

脾虚食少、兼食积气滞：可配砂仁、枳实、白术等同用，如香砂枳术丸（《摄生秘剖》）。

湿热泻痢里急后重：常与黄连配伍，如香连丸（《和剂局方》）。

饮食积滞之脘腹胀满、大便秘结或泻而不爽：可与槟榔、青皮、大黄等同用，如木香槟榔丸（《儒门事亲》）。

寒疝腹痛及睾丸偏坠疼痛：可与川楝子、小茴香等同用，如导气汤（《医方简义》）。

寒凝气滞心痛：可与赤芍、姜黄、丁香等同用，如二香散（《经验良方》）。

气滞血瘀之胸痹：可配郁金同用，如颠倒木金散（《医宗金鉴》）。

〖 **药膳食疗** 〗

◎ **木香槟榔粥**

原料：木香、槟榔各5克，粳米100克，冰糖适量。

制法：先用水煎煮木香、槟榔，去渣留汁。再入粳米煮粥，粥将熟时加冰糖适量，稍煎待溶即可。

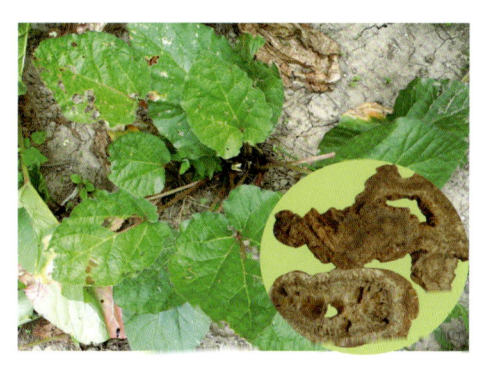

用法：早、晚餐分食。

功效：顺气行滞，润肠通便。

适用：气滞型便秘。

◎ **陈皮木香烩肉**

制法：木香、陈皮各3克，猪瘦肉200克。

制法：先将陈皮，木香焙脆研末备用；在锅内放食油少许烧热后，放入猪肉片，炒片刻，放适量清水烧熟，待熟时放陈皮，木香末及食盐并搅匀。

用法：食肉及汤，佐餐食用。

功效：舒肝解郁止痛。

适用：气郁之腹痛。

麝香 Shexiang

【原文】味辛,温。主辟恶气,杀鬼精物;温疟;蛊毒;痫痉;去三虫。久服除邪,不梦寤魇寐。生川谷。

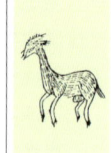

〖今　释〗

性味归经：辛,温。归心、脾经。

功效主治：开窍醒神,活血通经,消肿止痛。用于热病神昏,中风痰厥,气郁暴厥,中恶昏迷,经闭,癥,难产死胎,胸痹心痛,心腹暴痛,跌仆伤痛,痹痛麻木,痈肿瘰疬,咽喉肿痛。

用量用法：0.03～0.1克,多入丸、散用。外用:适量。

使用禁忌：孕妇禁用。

来源：本品为鹿科动物林麝、马麝或原麝成熟雄体香囊中的干燥分泌物。

形态特征：为扁圆形或类椭圆形的囊状体,开口面皮革质,棕褐色,略平,密生白色或灰棕色短毛,从两侧围绕中心排列,中间有1小囊孔。另一面为棕褐色略带紫色的皮膜,微皱缩,偶显肌肉纤维,略有弹性,剖开后可见中层皮膜呈棕褐色或灰褐色,半透明,内层皮膜呈棕色,内含颗粒状、粉末状的麝香仁和少量细毛及脱落的内层皮膜(习称"银皮")。

采收加工：野麝多在冬季至次春猎取,猎获后,割取香囊,阴干,习称"毛壳麝香";剖开香囊,除去囊壳,习称"麝香仁"。家麝直接从其香囊中取出麝香仁,阴干或用干燥器密闭干燥。

别名：脐香、香麝、麝脐香。

〖配伍应用〗

疮疡肿毒：常与雄黄、乳香、没药同用,如醒消丸(《外科全生集》);也可与牛黄、乳香、没药同用,如牛黄醒消丸(《外科全生集》)。

咽喉肿痛：可与牛黄、蟾酥、珍珠等配伍,如六神丸(《中药制剂手册》)。

血瘀经闭证：常与丹参、桃仁、红花、川芎等同用。

癥瘕痞块等血瘀重证：可与水蛭、虻虫、三棱等配伍,如化回生丹(《温病条辨》)。

心腹暴痛：常配伍木香、桃仁

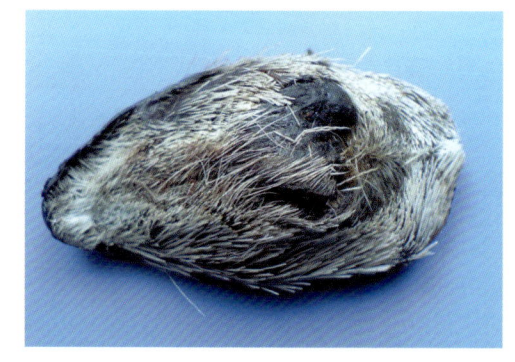

等，如麝香汤（《圣济总录》）。

偏正头痛、日久不愈者：常与赤芍、川芎、桃仁等合用，如通窍活血汤（《医林改错》）。

风寒湿痹证疼痛、顽固不愈者：可与独活、威灵仙、桑寄生等同用。

难产、死胎等：常与肉桂配伍，如香桂散（《张氏医通》）；亦有以本品与猪牙皂、天花粉同用，葱汁为丸，外用取效，如堕胎丸（《河北医药集锦》）。

〖 药膳食疗 〗

◎ 醒醐汤

原料：麝香0.45克，乌梅500克，蜜1500克，砂仁60克，白檀香末9克。

制法：将乌梅槌碎，用水两大碗，同煎作1碗，去渣，砂仁研末，麝香研细，将梅水、砂仁、蜜3件共处于砂石器内熬之。候赤色为度，冷定入白檀、麝香。

用法：每服1～2匙，沸汤点服。

功效：止渴，生津液。

适用：热盛津伤口渴、烦躁、神昏。

羚羊角 Lingyangjiao

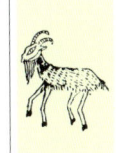

【原文】味咸，寒。主明目，益气起阴；去恶血注下；辟蛊毒恶鬼不祥，安心气，常不餍寐。久服强筋骨轻身。生川谷。

〖 今 释 〗

性味归经：咸，寒。归肝、心经。

功效主治：平肝息风，清肝明目，散血解毒。用于肝风内动，惊痫抽搐，妊娠子痫，高热痉厥，癫痫发狂，头痛眩晕，目赤翳障，温毒发斑，痈肿疮毒。

用量用法：1～3克，宜另煎2小时以上；磨汁或研粉服，每次0.3～0.6克。

使用禁忌：本品性寒，脾虚慢惊者忌用。

来源：本品为牛科动物赛加羚羊的角。

形态特征：本品呈长圆锥形，略呈弓形弯曲，长15～33厘米；类白色或黄白色，基部稍呈青灰色。嫩枝对光透视有"血丝"或紫黑色斑纹，光润如玉，无裂纹，老枝则有细纵裂纹。除尖端部

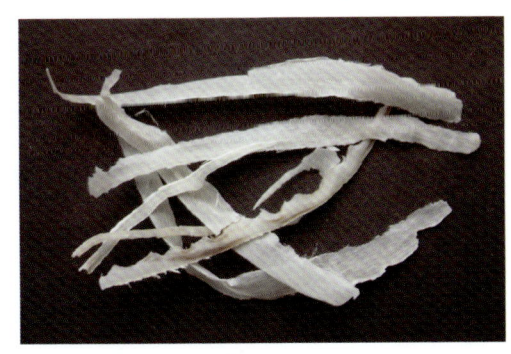

分外，有10~16个隆起环脊，间距约2厘米，用手握之，四指正好嵌入凹处。角的基部横截面圆形，直径3~4厘米，内有坚硬质重的角柱，习称"骨塞"，骨塞长约占全角的1/2或1/3，表面有突起的纵棱与其外面角鞘内的凹沟紧密嵌合，从横断面观，其结合部呈锯齿状。除去"骨塞"后，角的下半段成空洞，全角呈半透明，对光透视，上半段中央有一条隐约可辨的细孔道直通角尖，习称"通天眼"。

采收加工：猎取后锯取其角，晒干。

别名：羚羊角、羚羊角粉。

〖 配伍应用 〗

妇女子痫：可与防风、独活、茯神、酸枣仁等配伍，如羚羊角散（《济生方》）。

癫痫、惊悸等：可与钩藤、天竺黄、郁金、朱砂等同用。

肝阳上亢所致之头晕目眩、烦躁失眠、头痛如劈等症：常与石决明、龟甲、生地黄、菊花等同用，如羚羊角汤（《医醇賸义》）。

肝火上炎之头痛、目赤肿痛、羞明流泪等症：常与决明子、黄芩、龙胆草、车前子等同用，如羚羊角散（《和剂局方》）。

温热病壮热神昏、谵语躁狂、甚或抽搐、热毒斑疹等症：常与石膏、寒水石、麝香等配伍，如紫雪丹（《千金方》）。

温热病壮热、谵语发斑等：又王孟英以羚羊角、犀角加入白虎汤中，称羚犀石膏知母汤。

〖 药膳食疗 〗

◎ **羚羊菊花茶**

原料：羚羊角3克，五味子6克，菊花10克，草决明15克。

制法：将四味共为粗末，再入沙锅内，加水适量，煎30分钟后，取出代茶用。

用法：频频饮之。

功效：清热，平肝，明目。

适用：肝阳上亢引起的头痛、目痛。

鹿茸 Lurong

【原文】味甘,温。主漏下恶血;寒热;惊痫;益气强志;生齿;不老。角,主恶疮、痈肿;逐邪恶气;留血在阴中。

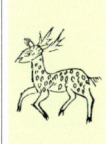

〖今 释〗

性味归经:甘、咸,温。归肾、肝经。

功效主治:壮肾阳,益精血,强筋骨,调冲任,托疮毒。用于肾阳不足,精血亏虚,阳痿滑精,宫冷不孕,羸瘦,神疲,畏寒,眩晕,耳鸣,耳聋,腰脊冷痛,筋骨痿软,崩漏带下,阴疽不敛。

用量用法:1~2克,研末冲服。

使用禁忌:服用本品宜从小量开始,后缓缓增加,不宜骤用大量,以免阳升风动,头晕目赤,或助火动血,而致鼻衄。凡阴虚阳亢,血分有热,胃火盛或肺有痰热,以及外感热病者,均应忌服。

来源:本品为鹿科动物梅花鹿或马鹿的雄鹿未骨化密生茸毛的幼角。前者习称"花鹿茸",后者习称"马鹿茸"。

形态特征:花鹿茸呈圆柱状分枝,具1个分枝者习称"二杠",主枝习称"大挺",长17~20厘米,锯口直径4~5厘米,离锯口约1厘米处分出侧枝,习称"门庄",长9~15厘米,直径较大挺略细。外皮红棕色或棕色,多光润,表面密生红黄色或棕黄色细茸毛,上端较密,下端较疏;分岔间具1条灰黑色筋脉,皮茸紧贴。锯口黄白色,外围无骨质,中部密布细孔。

采收加工:夏、秋二季锯取鹿茸,经加工后,阴干或烘干。

别名:茸角。

〖配伍应用〗

阳痿不举、小便频数:与山药浸酒服,如鹿茸酒。

精血耗竭、面色黧黑、耳聋目昏等:与当归、乌梅膏为丸,如(《济生方》)。

腰膝无力或小儿五迟:多与五加皮、熟地黄、山茱肉等同用,如加味地黄丸(《医宗金鉴》)。

骨折后期、愈合不良:与骨碎补、川断、自然铜等同用。

崩漏不止、虚损羸瘦:与乌

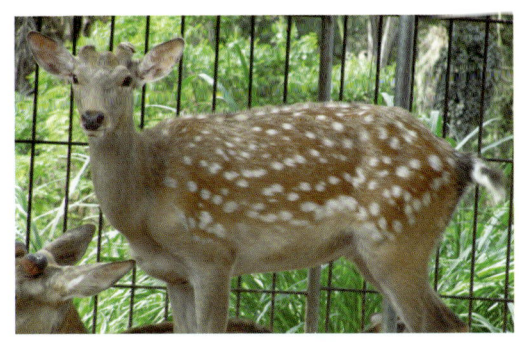

贼骨、龙骨、川断等同用,如鹿茸散(《证治准绳》)。

白带过多:配狗脊、白蔹,如白蔹丸(《济生方》)。

疮疡久溃不敛、阴疽疮肿内陷不起:常与当归、肉桂等配伍,如阳和汤(《外科全生集》)。

〖 **药膳食疗** 〗

◎ 鹿茸粥

原料:鹿茸3克,粳米100克。

制法:将鹿茸研成细末,备用。粳米淘洗干净,加入清水,用大火煮沸后加入鹿茸末和3片生姜,再用小火煎熬20~30分钟,以米熟烂为度。

用法:可供冬季早、晚餐食用,连服3~5日为1个疗程。

功效:温肾助阳,益精养血。

适用:肾阳虚衰、精血亏损、阳痿、早泄、滑精、消瘦怕冷、腰背酸疼等。

◎ 鹿茸炖乌鸡

原料:乌鸡250克,鹿茸10克。

制法:将乌鸡洗净,切小块,与鹿茸一齐放入炖盅内,加开水适量,炖盅加盖,小火隔水炖3小时,调味即可。

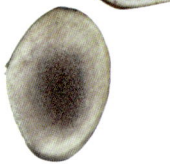
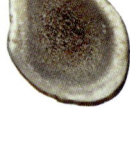

用法:随量食用,可常食。

功效:补气填髓,强筋骨。

适用:身体虚弱者。

露蜂房 Lufengfang

【原文】味苦,平。主惊痫;寒热邪气;癫疾;鬼精;蛊毒;肠痔。火熬之良。一名蜂肠。生川谷。

〖 **今　释** 〗

性味归经:甘,平。归胃经。

功效主治:攻毒杀虫,祛风止痛。用于疮疡肿毒,乳痈,瘰疬,皮肤顽癣,鹅掌风,牙痛,风湿痹痛。

用量用法:3~5克。外用:适量,研末油调敷患处,或煎水漱,或洗患处。

使用禁忌:气虚血弱及肾功能不全者慎服。

来源:本品为胡蜂科昆虫果马蜂、日本长脚胡蜂或异腹胡蜂的巢。

形态特征:本品呈圆盘状或不规则的扁块状,或近似蓬蓬形,大小不等。表面灰白色或灰褐色；腹面有多数整齐有序的六角形房孔，孔径3～4毫米或6～8毫米，颇似莲房。背面有1个或数个黑色凸出的短柄。

采收加工：秋、冬二季采收，晒干，或略蒸，除去死蜂死蛹，晒干。

别名：蜂肠、百穿、蜂窠、紫金沙。

〖 配伍应用 〗

疮肿初发：与生南星、生草乌、白矾、赤小豆共为细末，淡醋调涂，如（《证治准绳》）。

瘰疬：与蛇蜕、黄芪、黄丹、玄参等为膏外用，如蜂房膏（《圣惠方》）。

头上癣疮：以此为末，调猪脂涂擦，如（《圣惠方》）。

癌肿：可与莪术、全蝎、僵蚕等配用。

风湿痹痛：与川乌、草乌同用，酒精浸泡外涂痛处。

牙痛：可配细辛水煎漱口用，如《普济方》内即载有多个以蜂房为主的治牙痛方。

风疹瘙痒：常与蝉衣等同用。

〖 药膳食疗 〗

◎ **蜂房甘草汤**

原料：蜂房10克，甘草5克。

制法：将上味药材洗净，晾干，蜂房切碎，甘草切片，放入沙锅内，加水浸泡片刻，大火煮沸，改用中火煮30分钟，过滤取汁即成。

用法：不拘时饮用。

功效：解毒通乳。

适用：各类急性乳腺炎。

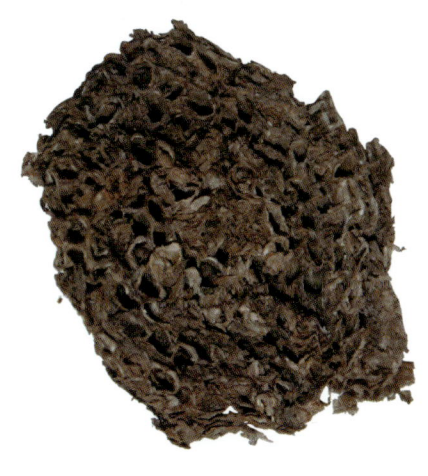

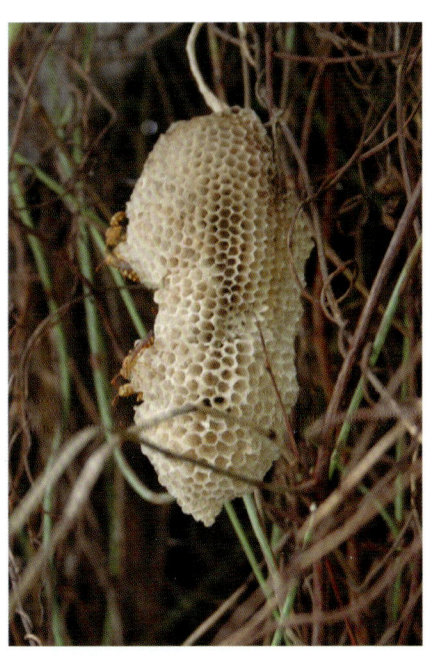

白僵蚕 Baijiangcan

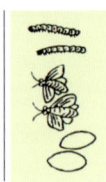

【原文】味咸，平。主小儿惊痫，夜啼；去三虫；灭黑，令人面色好；男子阴疡病。生平泽。

〖今 释〗

性味归经：咸、辛，平。归肝、肺、胃经。

功效主治：息风止痉，祛风止痛，化痰散结。用于肝风夹痰，惊痫抽搐，小儿急惊，破伤风，风热头痛，目赤咽痛，风疹瘙痒，发颐痄腮。

用量用法：5～10克，煎服，研末吞服，每次1～1.5克；散风热宜生用，其他多制用。

使用禁忌：凡中风口噤，由于心虚神魂不宁，血虚经络劲急所致，而无外邪为病者忌之。

来源：本品为蚕蛾科昆虫家蚕的幼虫感染（或人工接种）白僵菌而致死的干燥体。

形态特征：本品略呈圆柱形，多弯曲皱缩。长2～5厘米，直径0.5～0.7厘米。表面灰黄色，被有白色粉霜状的气生菌丝和分生孢子。头部较圆，足8对，体节明显，尾部略呈二分歧状。质硬而脆，易折断，断面平坦，外层白色，中间有亮棕色或亮黑色的丝腺环4个。气微腥，味微咸。

采收加工：多于春、秋季生产，将感染白僵菌病死的蚕干燥，晒干生用，或炒用。

别名：日虫、僵蝉。

〖配伍应用〗

高热抽搐者：可与蝉蜕、钩藤、菊花同用。

破伤风、角弓反张者：与全蝎、蜈蚣、钩藤等配伍，如撮风散（《证治准绳》）。

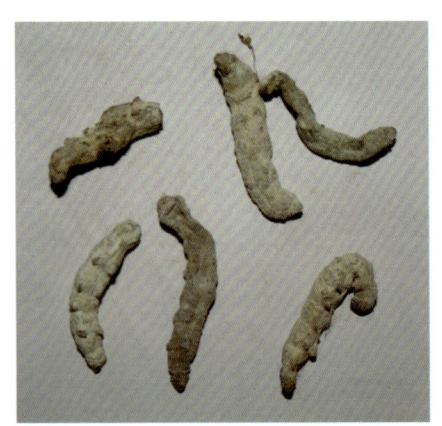

口眼㖞斜：常与全蝎、白附子等同用，如牵正散（《杨氏家藏方》）。

风热上攻之咽喉肿痛、声音嘶哑者：可与桔梗、薄荷、荆芥、防风、甘草等同用，如六味汤（《咽喉秘集》）。

风疮瘾疹：可单味研末服；或与蝉蜕、薄荷等同用。

痰核、瘰疬：可单用为末；或与浙贝母、夏枯草、连翘等同用。

乳腺炎、流行性腮腺炎、疔疮痈肿等症：可与金银花、连翘、板蓝根、黄芩同用。

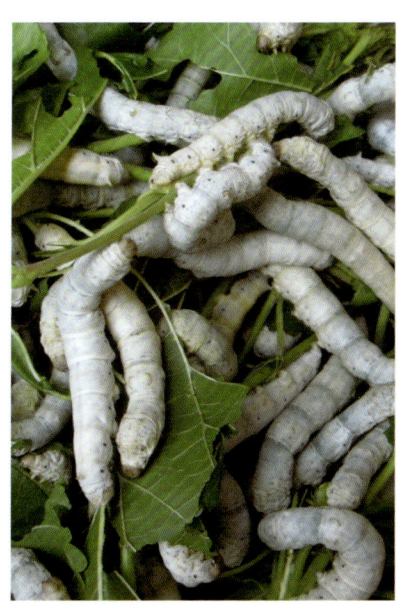

〖药膳食疗〗

◎ **白僵蚕茶**

原料： 白僵蚕、甘草各5克，绿茶0.5克，蜂蜜25克。

制法： 先将白僵蚕与甘草加入400毫升水，煮沸10分钟，加入绿茶与蜂蜜即可。

用法： 每日1剂，分3～4次，徐徐饮下，可加开水复泡再饮。

功效： 镇静安神。

适用： 小儿急、慢性惊风。

◎ **僵蚕酒**

原料： 白僵蚕适量。

制法： 将蚕焙干，研末，每次3克。

用法： 以酒送服。

功效： 驱风止痒止痛。

适用： 瘾疹瘙痒疼痛。

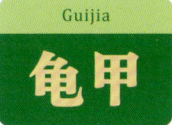

Guijia

龟甲

【原文】味咸，平。主漏下赤白；破癥瘕；疟；五痔；阴蚀；湿痹；四肢重弱，小儿囟不合。久服轻身，不饥。一名神屋。生池泽。

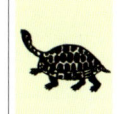

〖今 释〗

性味归经： 咸、甘，微寒。归肝、肾、心经。

功效主治： 滋阴潜阳，益肾强骨，养血补心，固经止崩。用于阴虚潮热，骨蒸盗汗，头晕目眩，虚风内动，筋骨痿软，心虚健忘，崩漏经多。

用量用法： 9～24克，先煎。

使用禁忌： 脾胃虚寒、内有寒湿及孕妇禁服。

来源： 本品为龟科动物乌龟的背甲及腹甲。

形态特征： 本品背甲及腹甲由甲桥相连，背甲稍长于腹甲，与腹甲常分离。背甲呈长椭圆形拱状，外表面棕褐色或黑褐色。腹甲呈板片状，近长方椭圆形，外表面淡黄棕色至棕黑

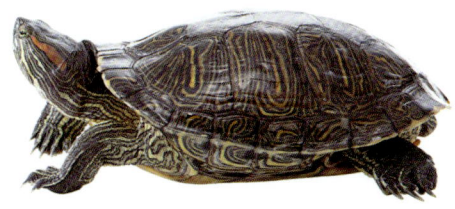

色，盾片12块，每块常具紫褐色放射状纹理。内表面黄白色至灰白色，有的略带血迹或残肉，除净后可见骨板9块，呈锯齿状嵌接；前端钝圆或平截，后端具三角形缺刻，两侧残存呈翼状向斜上方弯曲的甲桥。

采收加工：全年均可捕捉，以秋、冬二季为多，捕捉后杀死，或用沸水烫死，剥取背甲及腹甲，除去残肉。晒干。

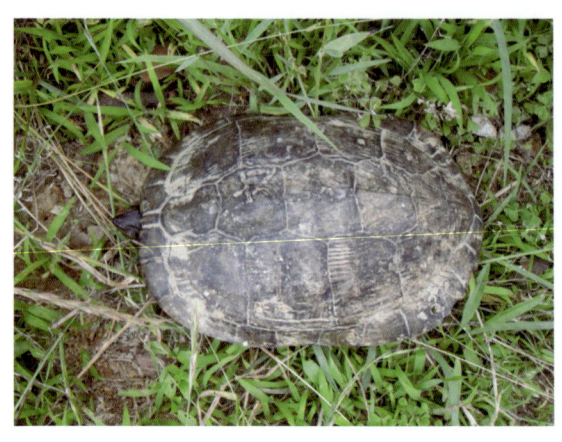

别名：龟板、下甲、血板、烫板、乌龟壳。

〖 配伍应用 〗

阴虚风动、神倦瘈疭者：宜与阿胶、鳖甲、生地黄等同用，如大定风珠（《温病条辨》）。

肾虚之筋骨不健、腰膝酸软、步履乏力及小儿鸡胸、龟背、囟门不合诸症：常与熟地黄、知母、黄柏、锁阳等同用，如虎潜丸（《丹溪心法》），也可与紫河车、鹿茸、山药、当归等同用。

阴血不足、心肾失养之惊悸、失眠、健忘：常与石菖蒲、远志、龙骨等同用，如孔子大圣知枕中方（现简称枕中丹）（《千金方》）。

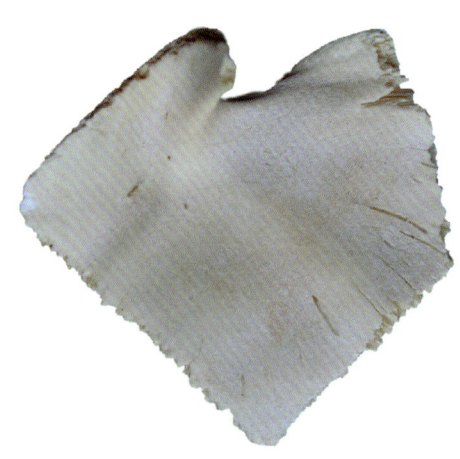

〖 药膳食疗 〗

◎ 龟板海参汤

原料：龟板（炙酥）、白及各15克，海参30克。

制法：将龟板、白及洗净，海参用温水浸软，去内脏，用清水漂洗干净，切块。把用料一齐放入沙锅内，加清水适量，大火煮沸，改小火煮1.5～2小时，调味即可饮用。

用法：佐餐食用。

功效：益气滋阴，敛肺止血。

适用：肺肾阴虚、劳嗽咳血者。

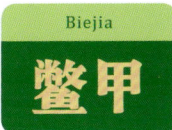

鳖甲 Biejia

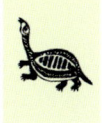

【原文】味咸，平。主心腹癥瘕；坚积寒热；去痞、息肉、阴蚀、痔、恶肉。生池泽。

〖今　释〗

性味归经：咸，微寒。归肝、肾经。

功效主治：滋阴潜阳，退热除蒸，软坚散结。用于阴虚发热，骨蒸劳热，阴虚阳亢，头晕目眩，虚风内动，经闭，癥瘕，久疟疟母。

用量用法：9～24克，先煎。

使用禁忌：虚而无热者忌用。

来源：本品为鳖科动物鳖的背甲。

形态特征：本品呈椭圆形或卵圆形，背面隆起，长10～15厘米，宽9～14厘米。外表面黑褐色或墨绿色，略有光泽，具细网状皱纹及灰黄色或灰白色斑点，中间有一条纵棱，两侧各有左右对称的横凹纹8条，外皮脱落后，可见锯齿状嵌接缝。内表面类白色，中部有突起的脊椎骨，颈骨向内卷曲，两侧各有肋骨8条，伸出边缘。

采收加工：全年均可捕捉，以秋、冬二季为多，捕捉后杀死，置沸水中烫至背甲上的硬皮能剥落时，取出，剥取背甲，除去残肉，晒干。

别名：鳖壳、团甲鱼、鳖盖子。

〖配伍应用〗

温病后期、阴液耗伤、邪伏阴分、夜热早凉、热退无汗者：常与丹皮、生地黄、青蒿等同用，如青蒿鳖甲汤（《温病条辨》）。

阴血亏虚、骨蒸潮热者：常与秦艽、地骨皮等同用。

阴虚阳亢、头晕目眩：配生地黄、牡蛎、菊花等同用。

阴虚风动、手足瘈疭者：常与阿胶、生地黄、麦冬等同用。

肝脾肿大、癥瘕积聚：常与丹皮、桃仁、䗪虫、厚朴、半夏等同用，如鳖甲煎丸（《金匮要略》）。

〖药膳食疗〗

◎ **鳖甲鹿角粥**

原料：鳖甲10克，鹿角胶15～20克，粳米100克，姜3片。

制法：先煎鳖甲，取汁去渣，加入洗净的粳米煮粥，待沸后放入鹿角胶、姜同煮为稀粥。

用法：每日1～2次，3～5日为1个疗程。

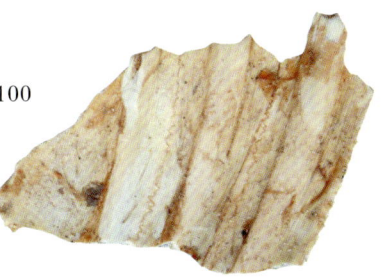

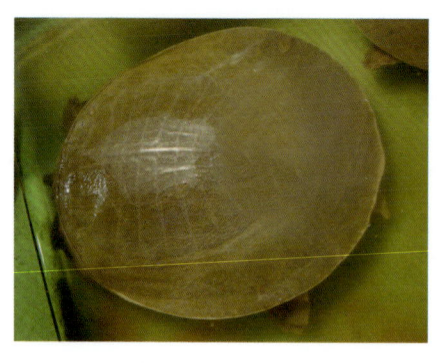

功效：补肾，益精，止带。

适用：肾气不足所致的带下量多、淋漓不断、腰酸胀痛等。

◎ 鳖甲炖鸽肉

原料：鳖甲30克，姜块8克，醪糟汁7克，白鸽1只，葱1根，味精2克，盐1克。

制法：将鸽子杀后，去毛，剖腹，取出内脏，斩去脚趾、嘴尖和尾臊，洗净。制鳖甲打碎洗净，放入鸽腹骨。沙锅置中旺火上，放入鸽肉。加水适量，烧至开时，撇净血泡，加醪糟汁、姜块、葱结，移至中小火上，炖熟透，加盐、味精、五香粉调味即成。

用法：每日1次，7日为1个疗程，7日以后，停几日再服用，经通停服。无副作用。

功效：滋肾益气，散滞通经。

适用：肾虚所致月经量少或闭经、腰痛等症。

梅实 Meishi

【原文】味酸，平。主下气，除热烦满，安心；肢体痛；偏枯不仁死肌；去青黑志、恶肉。生川谷。

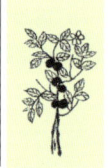

〖今 释〗

性味归经：酸，涩，平。归肝、脾、肺、大肠经。

功效主治：敛肺，涩肠，生津，安蛔。用于肺虚久咳，久泻久痢，虚热消渴，蛔厥呕吐腹痛。

用量用法：6～12克，煎服，大剂量可用至30克，外用：适量，捣烂或炒炭研末外敷。止泻止血宜炒炭用。

使用禁忌：表邪未解者禁服，内有实邪者慎用。不宜多食。

来源：为蔷薇科植物梅近成熟果实经熏焙加工而成者。

形态特征：落叶小乔木或灌木。叶互生，托叶1对，早落，叶片阔卵形或卵形，先端尾状渐尖。花单生或2朵簇生也

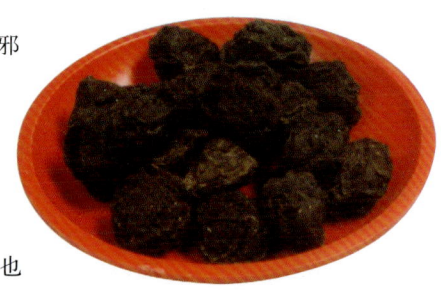

枝上，先叶开放，白色或红色，花梗极短；花萼5；子房密被柔毛。核果球形，成熟时黄色。

采收加工：11~12月间采挖，低温烘干后闷至色变黑。

别名：乌梅。

〖 配伍应用 〗

久泻、久痢：可与罂粟壳、诃子等同用，如固肠丸（《证治准绳》）。

湿热泻痢、便脓血者：配伍解毒止痢之黄连，如乌梅丸（《圣惠方》）。

蛔虫所致腹痛、呕吐、四肢厥冷的蛔厥病证：常配伍细辛、川椒、黄连、附子等同用，如乌梅丸（《伤寒论》）。

虚热消渴：可单用煎服；或与天花粉、麦冬、人参等同用，如玉泉散（《沈氏尊生书》）。

〖 药膳食疗 〗

◎ **乌梅粥**

原料：乌梅20克，粳米100克，冰糖适量。

制法：将乌梅水煎2次，去渣合汁一大碗，同粳米共入锅中，加水煮粥，待熟时入冰糖稍煮即成。

用法：供早、晚餐服食。

功效：敛肺止咳，涩肠止泄，止血止痛。

适用：慢性久咳、久泻久痢、便血、尿血等。

◎ **乌梅汤**

原料：乌梅2个，小黑豆、绿豆各15克。

制法：上为粗末，新汲水1碗，煎取清汁。

用法：即时服用。

功效：清热解毒，生津止渴。

适用：消渴。

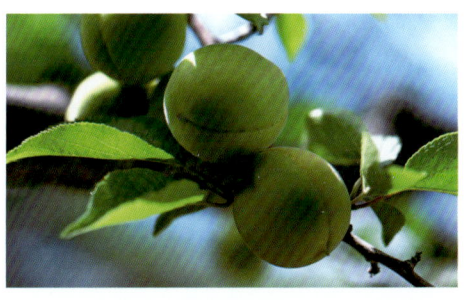

◎ **乌梅陈皮汤**

原料：乌梅20克，陈皮5克，白糖适量。

制法：将乌梅、陈皮煎煮后加糖适量即可。

用法：餐后服用。

功效：理气开胃。

适用：伤食腹胀、胃纳减少等。

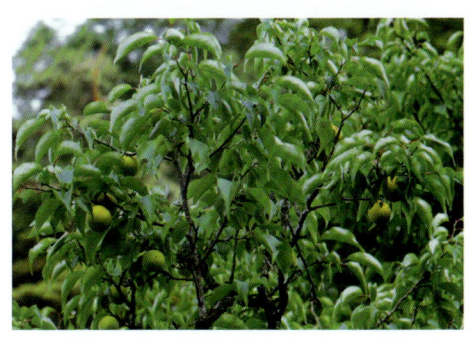

本经·下品

代赭石 Daizheshi

【原文】味苦,寒。主鬼疰;贼风;蛊毒;杀精物恶鬼;腹中毒邪气,女子赤沃漏下。一名须丸。生山谷。

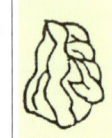

〖 今　　释 〗

性味归经:苦,寒。归肝、心经。

功效主治:平肝潜阳,重镇降逆,凉血止血。用于肝阳上亢,头晕目眩,呕吐,呃逆,噫气,喘息,吐血,衄血,崩漏。

用量用法:10～30克,先煎。

使用禁忌:孕妇慎用。

来源:为氧化物类矿物赤铁矿的矿石。

形态特征:为三方晶系赤铁矿的矿石。完整的晶形少见,常为肾状、豆状、鱼子状和块状集合体,或为土状。药用佳品为巨大的肾状集合体。表面密集排列丁头状的小突起,底面呈与表面小突起相应的凹窝,丁头状似肾形,纵断面呈随小突起起伏的均匀薄层,层厚约0.5～1,层间有时夹有黄色粘土质物质。全体呈棕红色,质坚硬而脆,不易砸碎,硬度5.5～6,比重 5～5.3,条痕呈樱桃红色,断口呈贝壳状至不平。

采收加工:挖出后去净泥土杂质。

别名:须丸、血师、土朱、铁朱。

〖 配伍应用 〗

肝阳上亢所致的头目眩晕、目胀耳鸣等症:常与怀牛膝、生龙骨、生牡蛎、生白芍等同用,如镇肝息风汤、建瓴汤(《医学衷中参西录》)。

噎膈不能食、大便燥结:配伍党参、当归、肉苁蓉等,如参赭培气汤(《医学衷中参西录》)。

哮喘有声、卧睡不得者:单用本品研末,米醋调服取效,如(《普济方》)。

肺肾不足、阴阳两虚之虚喘:每与党参、山茱萸、胡桃肉、山药等同用,如参赭镇气汤（《医学衷中参西录》）。

吐血、衄血：单用本品煅烧醋淬，研细调服，如（《斗门方》）。

崩中淋沥不止：用代赭石研为细末，醋汤调服，如（《普济方》）。

血热崩漏下血：可配伍禹余粮、赤石脂、五灵脂等，如震灵丹（《和剂局方》）。

〖**药膳食疗**〗

◎ 赭石柿蒂茶

材料：代赭石24克，木香6克，公丁香3克，柿蒂15克，灶心土150克。

制法：将代赭石、木香、公丁香、柿蒂煎汤，灶心土烧红放入汤中，带澄清后备用。

用法：代茶频饮。

功效：降逆止呃。

适用：呃逆症。

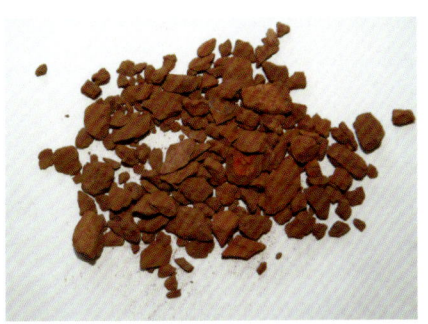

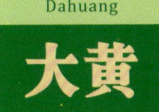

Dahuang

大黄

【原文】味苦，寒。主下瘀血；血闭；寒热；破癥瘕、积聚；留饮宿食，荡涤肠胃，推陈致新，通利水谷，调中化食，安和五脏。生山谷。

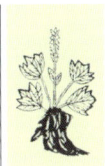

〖**今　释**〗

性味归经：苦，寒。归脾、胃、大肠、肝、心包经。

功效主治：泻下攻积，清热泻火，凉血解毒，逐瘀通经，利湿退黄。用于实热积滞便秘，血热吐衄，目赤咽肿，痈肿疔疮，肠痈腹痛，瘀血经闭，产后瘀阻，跌打损伤，湿热痢疾，黄疸尿赤，淋证，水肿；外治烧烫伤。酒大黄善清上焦血分热毒，用于目赤咽肿，齿龈肿痛。熟大黄泻下力缓，泻火解毒，用于火毒疮疡。大黄炭凉血化瘀止血，用于血热有瘀出血症。

用量用法：3～15克，煎服；用于泻下不宜久煎。外用：适量，研末调敷患处。

使用禁忌：孕妇及月经期、哺乳期慎用。

来源：本品为蓼科植物掌叶大黄、唐古特大黄或药用大黄的干燥根及根茎。

形态特征：株高1～2米。根及根状茎肉质肥厚，黄褐色。茎直立，中空。基生叶有长柄，叶片宽卵形。茎生叶小、短柄、互生，托叶鞘状、膜质。圆锥花序，顶生，6枚花瓣呈黄白色至紫红色。朔果有3棱，沿棱有翅。

采收加工：秋季茎叶枯萎或次春发芽前采挖，除去细根，刮去外皮，切瓣或段，绳穿成串干燥或直接干燥。

别名：黄良、将军、肤如、川军、锦纹大黄。

〖 配伍应用 〗

阳明腑实证：常与芒硝、厚朴、枳实配伍，如大承气汤（《伤寒论》）。

热结津伤者：配麦冬、生地、玄参等，方如增液承气汤（《温病条辨》）。

脾阳不足、冷积便秘：须与附子、干姜等配伍，如温脾汤（《备急千金要方》）。

肠痈腹痛：可与牡丹皮、桃仁、芒硝等同用，如大黄牡丹汤（《金匮要略》）。

乳痈：可与粉草共研末，酒熬成膏，如金黄散（《妇人良方》）。

口疮糜烂：多与枯矾等份为末擦患处。

烧烫伤：可单用粉；或配地榆粉，用麻油调敷患处。

妇女瘀血经闭：可与桃核、桂枝等配伍，如桃核承气汤（《伤寒论》）。

跌打损伤、瘀血肿痛：常与当归、红花、穿山甲等同用，如复元活血汤（《医学发明》）。

湿热黄疸：常配茵陈、栀子，如茵陈蒿汤（《伤寒论》）。

湿热淋证者：常配木通、车前子、栀子等，如八正散（《和剂局方》）。

〖 药膳食疗 〗

◎ 大黄茶

原料：大黄2克，绿茶3克。

制法：用沸水冲泡。

用法：代茶频饮。

功效：清热，泻火，消积，通便，去脂。

适用：高脂血症和肥胖症。

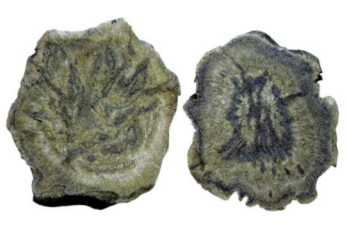

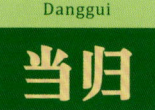

Danggui

当归

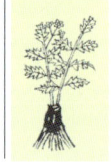

【原文】味甘，温。主 逆上气；温疟热洗洗在皮肤中；妇人漏下绝子；诸恶疮疡、金疮，煮饮之。一名乾归。生川谷。

〖 今　　释 〗

性味归经：甘、辛，温。归肝、心、脾经。

功效主治：补血活血，调经止痛，润肠通便。用于血虚萎黄，眩晕心悸，月经不调，经闭痛经，虚寒腹痛，风湿痹痛，跌仆损伤，痈疽疮疡，肠燥便秘。酒当归活血通经。

用量用法：6～12克，煎服。

使用禁忌：热盛出血患者禁服，湿盛中满及大便溏泄者慎服。

来源：本品为伞形科植物当归的干燥根。

形态特征：多年生草本，茎带紫色，有纵直槽纹。叶为二至三回奇数羽状复叶，叶柄基部膨大呈鞘，叶片卵形，小叶片呈卵形或卵状披针形，近顶端一对无柄，一至二回分裂，裂片边缘有缺刻。复伞形花序顶生，无总苞或有2片。双悬果椭圆形，分果有5棱，侧棱有翅，每个棱槽有1个油管，结合面2个油管。

采收加工：秋末采挖，除去须根及泥沙，待水分稍蒸发后，捆成小把，上棚，用烟火慢慢薰干。

别名：云归、秦归、岷当归、西当归。

〖 **配伍应用** 〗

气血两虚：常配黄芪、人参补气生血，如当归补血汤（《兰室秘藏》）、人参养荣汤（《温疫论》）。

血虚萎黄、心悸失眠：常与熟地黄、白芍、川芎配伍，如四物汤（《和剂局方》）。

血虚血瘀、月经不调、经闭、痛经：常与补血调经药同用，如（《和剂局方》）四物汤。

疮疡初起肿胀疼痛：与银花、赤芍、天花粉等同用，如仙方活命饮（《妇人良方》）。

痈疮成脓不溃或溃后不敛：与黄芪、人参、肉桂等同用，如十全大补汤（《和剂局方》）。

脱疽溃烂、阴血伤败：与金银花、玄参、甘草同用，如四妙勇安汤（《验方新编》）。

风寒痹痛、肢体麻木：常与羌活、防风、黄芪等同用，如蠲痹汤（《百一选方》）。

血虚肠燥便秘：常与肉苁蓉、牛膝、升麻等同用，如济川煎（《景岳全书》）。

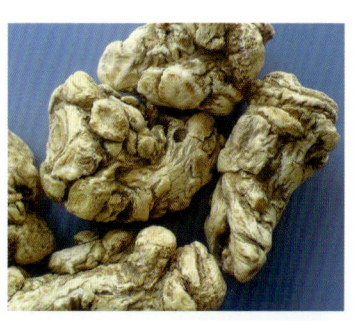

〖 **药膳食疗** 〗

◎ **当归粥**

原料：当归10克，粳米50克，红糖适量。

制法：先将当归煎汁去渣，然后加入粳米、红糖共煮成粥。

用法：经前3～5日开始服用。每日1～2次，温热服。

功效：补血，活血。

适用：气虚血弱型痛经及产后血虚头晕。

◎ **当归姜椒羊肉汤**

原料：当归15克，生姜5克，川椒3克，羊肉

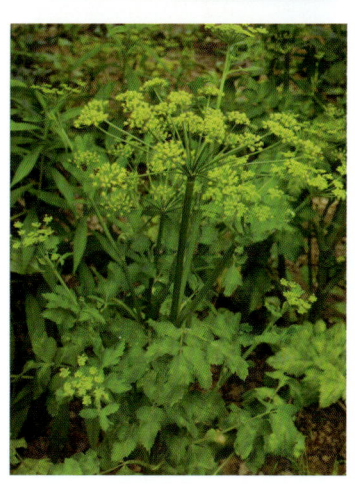

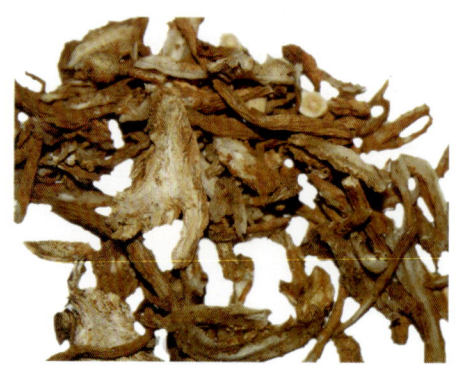

250克。

制法：当归先水煎取汁，加入羊肉（切块）、生姜再煮，半熟时加川椒再煮，至羊肉熟烂即可。

用法：佐餐服食。

功效：健脾暖胃，温经散寒，活血化瘀。

适用：气虚血弱型痛经及产后血虚头晕、血虚劳热等。

◎ 当归生姜羊肉汤

原料：当归50克，羊瘦肉500克，生姜750克，盐、桂皮、大料各适量。

制法：将当归、生姜装入纱布袋，用线扎好，与洗净切成块的羊肉同入沙锅，加入大料、桂皮和清水适量，先用大火烧开，去浮沫，再用小火焖煮至羊肉熟烂，去大料、桂皮和药袋即可。

用法：分次吃肉喝汤。

功效：散寒补血，温脾健胃，调经散风，抗老延年。

适用：血虚胃寒、面色苍白以及肾虚所引起的腰膝冷痛等。

葶苈 Ting li

【原文】味辛，寒。主癥瘕积聚结气；饮食寒热；破坚逐邪，通利水道。一名大室，一名大适。生平泽及田野。

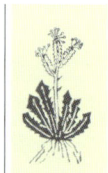

〖今　释〗

性味归经：辛、苦，大寒。归肺、膀胱经。

功效主治：泻肺平喘，行水消肿。用于痰涎壅肺，喘咳痰多，胸胁胀满，不得平卧，胸腹水肿，小便不利。

用量用法：3～10克，包煎。

使用禁忌：葶苈子遇水发粘，不宜用水淘洗。肺虚咳喘，脾虚肿满，肾虚水肿者慎服；不宜久服。

来源：本品为十字花科植物独行菜或

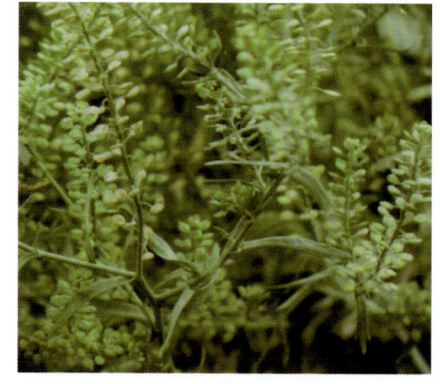

播娘蒿的干燥成熟种子。前者习称"北葶苈子",后者习称"南葶苈子"。

形态特征:独行菜为一年生或两年生矮小草本,高5~30厘米。叶不分裂,基部有耳,边缘有稀疏齿状缺裂。总状花序长,花小。角果卵状椭圆形,扁平,成熟时自中央开裂,假隔膜薄膜质。

采收加工:夏季果实成熟时采剖植株,晒干,搓出种子,除去杂质。

别名:北葶苈子、甜葶苈子、辣辣菜。

〖 配伍应用 〗

腹水肿满属湿热蕴阻者:配防己、椒目、大黄,即己椒苈黄丸(《金匮要略》)。

结胸、胸水、腹水肿满:配杏仁、大黄、芒硝,即大陷胸丸(《伤寒论》)。

〖 药膳食疗 〗

◎ 葶苡糯米粥

原料:葶苈子、鱼腥草、大枣各15克,薏苡仁、糯米各30克。

制法:先将葶苈子、鱼腥草水煎,去渣取液,入薏苡仁、大枣、糯米同煮成粥。

用法:分3次,1日内服完,连服1周。

功效:清肺解毒,疗痈补虚。

适用:肺痈咳吐大量黄脓痰。

◎ 葶苈子粥

原料:葶苈子5克,粳米50克。

制法:取葶苈子5克,小火炒至微香,放凉后加水煎汁,去渣后加粳米50克煮粥,酌加白糖搅匀。

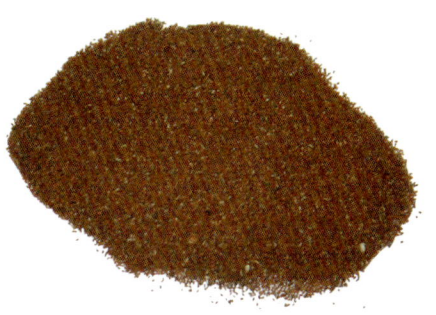

用法:每日2~3次,趁温热服用。

功效:平喘下气,行水消肿。

适用:咳喘水肿。

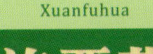

旋覆花

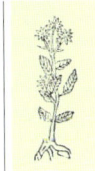

【原文】味咸,温。主结气胁下满;惊悸;除水;去五脏间寒热;补中;下气。一名金沸草,一名盛椹。生平泽、川谷。

〖 今　　释 〗

性味归经:苦、辛、咸,微温。归肺、脾、胃、大肠经。

功效主治:降气,消痰,行水,止呕。用于风寒咳嗽,痰饮蓄结,胸膈痞闷,喘咳痰多,呕吐噫气,心下痞硬。

用量用法:3~9克,包煎。

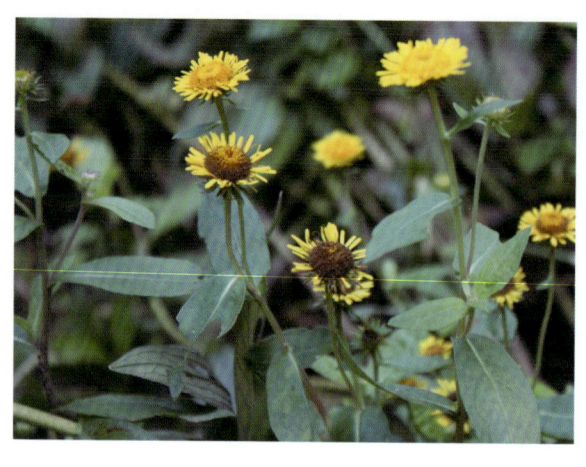

使用禁忌：阴虚劳嗽、风热燥咳者禁服。

来源：本品为菊科植物旋覆花或欧亚旋覆花的干燥头状花序。

形态特征：多年生草本，高30~60厘米。茎直立，至上部始有分支，被白色绵毛。基生叶花后凋落，中部叶互生，长卵状披针形或披针形，先端渐尖，基部稍有耳半抱茎，全缘或有微齿，背面被疏伏毛和腺点；上部叶渐小，狭披针形。头状花序，直径2~4厘米，单生茎顶或数个排列作伞房状，总苞半球形，花黄色。瘦果长椭圆形，冠毛长约5毫米，灰白色。

采收加工：夏、秋二季花开放时采收，除去杂质，阴干或晒干。

别名：艾菊、金钱花、野油花、六月菊、金盏花、猫耳朵花。

〖 **配伍应用** 〗

通寒痰咳喘：常配紫苏子、半夏。

痰热者：则须配桑白皮、瓜蒌以清热化痰。

顽痰胶结、胸中满闷者：则配海浮石、海蛤壳等以化痰软坚。

痰浊中阻、胃气上逆而噫气呕吐、胃脘痞鞭者：配代赭石、半夏、生姜等，如旋覆代赭汤（《伤寒论》）。

〖 **药膳食疗** 〗

◎ 旋覆花粥

原料：旋覆花、郁金各10克，葱白5根，粳米100克，丹参15克。

制法：先将旋覆花用布包扎，与丹参、郁金同入沙锅中，加适量水煎煮，取药液约1000毫升，用药液与粳米同煮成粥，待粥熟时，加入葱白，搅和即可。

用法：早、晚空腹服食。

功效：活血通络，下气散结。

适用：气滞血瘀、两胁胀痛、纳差食少等。

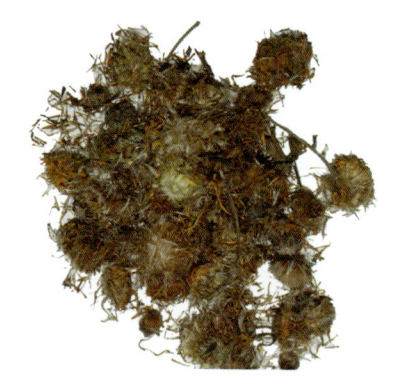

商陆 Shanglu

【原文】味辛,平。主水胀;疝瘕;痹;熨除痈肿;杀鬼精物。一名募根,一名夜呼。生川谷。

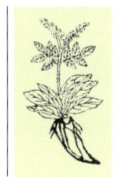

〖 今　释 〗

性味归经：苦、寒；有毒。归肺、脾、肾、大肠经。

功效主治：逐水消肿，通利二便；外用解毒散结。用于水肿胀满，二便不通；外治痈肿疮毒。

用量用法：3～9克，煎服。醋制以降低毒性。外用：适量，煎汤熏洗。

使用禁忌：孕妇禁用。

来源：本品为商陆科植物商陆或垂序商陆的干燥根。

形态特征：多年生草本，全株光滑无毛。根粗壮，圆锥形，肉质，外皮淡黄色，有横长皮孔，侧根甚多。茎绿色或紫红色，多分枝。单叶互生，具柄，柄的基部稍扁宽；叶片卵状椭圆形或椭圆形，先端急尖或渐尖，基部渐狭，全缘。总状花序生于枝端或侧生于茎上，花序直立；花初为白色后渐变为淡红色。浆果，扁圆状，有宿萼，熟时呈深红紫色或黑色。种子肾形黑色。

采收加工：秋季至次春采挖，除去须根及泥沙，切成块或片，晒干或阴干。

别名：山萝卜、水萝卜。

〖 配伍应用 〗

水肿臌胀、大便秘结、小便不利的水湿肿满实证：单用有效；或与鲤鱼、赤小豆煮食；或与泽泻、茯苓皮等同用，如疏凿饮子（《济生方》）；亦可将本品捣烂，入麝香少许，贴于脐上，以利水消肿。

疮疡肿毒、痈肿初起者：可用鲜商陆根，酌加食盐，捣烂外敷。

〖 药膳食疗 〗

◎ 商陆粥

原料：商陆5克，粳米50～100克。

制法：先将商陆用水煎汁，去渣，然后加入粳米煮粥。

用法：每日或隔日1次。

功效：通利大小便，利水消肿。

适用：慢性肾炎水肿、肝硬化腹水等。

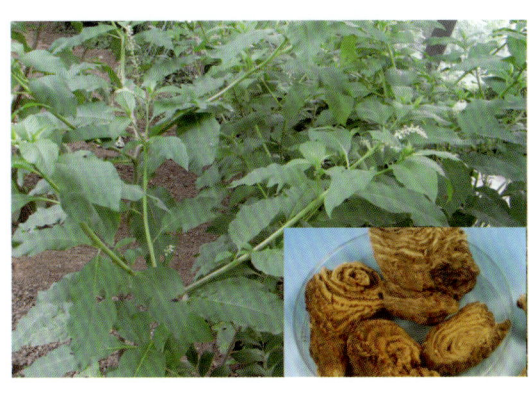

射干 Shegan

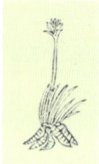

【原文】味苦,平。主欬逆上气;喉闭,咽痛,不得消息;散结气,腹中邪逆;食饮大热。一名乌扇,一名乌蒲。生川谷。

〖今 释〗

性味归经:苦,寒。归肺经。

功效主治:清热解毒,消痰,利咽。用于热毒痰火郁结,咽喉肿痛,痰涎壅盛,咳嗽气喘。

用量用法:3~10克,煎服。

使用禁忌:病无实热、脾虚便溏及孕妇禁服。

来源:本品为鸢尾科植物射干的干燥根茎。

形态特征:多年生草本,高50~120厘米,根茎横走,呈结节状。叶剑形,扁平,嵌迭状排成二列。伞房花序,顶生,总花梗和小花梗基部具膜质苞片,花桔红色,散生暗色斑点。蒴果倒卵圆形,种子黑色。

采收加工:春初刚发芽或秋末茎叶枯萎时采挖,除去须根及泥沙,干燥。

别名:黄远、乌扇、扁竹、剪刀草。

〖配伍应用〗

热毒痰火郁结、咽喉肿痛:可单用本品,如射干汤(《圣济总录》);或与升麻、甘草等同用。

外感风热、咽痛音哑:常与荆芥、连翘、牛蒡子同用。

肺热咳喘、痰多而黄:常与桑白皮、马兜铃、桔梗等同用。

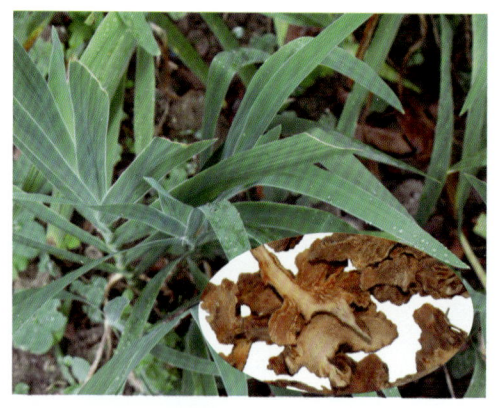

寒痰咳喘、痰多清稀:与麻黄、细辛、生姜、半夏等配伍,如射干麻黄汤(《金匮要略》)。

〖药膳食疗〗

◎ 射干桔梗汤

原料:射干、胖大海各9克,桔梗5克。

制法:水煎取药汁。

用法:每日1剂,分2次服。

功效:润喉利咽,解毒。

适用:慢性咽炎。

麻黄 Mahuang

【原文】味苦,温。主中风、伤寒头痛;瘟疟,发表出汗,去邪热气;止逆 上气,除寒热;破癥坚积聚。一名龙沙。生山谷。

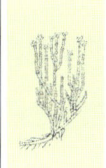

〖 今　　释 〗

性味归经:辛,微苦,温。归肺、膀胱经。

功效主治:发汗散寒,宣肺平喘,利水消肿。用于风寒感冒,胸闷喘咳,风水浮肿。蜜麻黄润肺止咳。多用于表证已解,气喘咳嗽。

用量用法:2~10克,煎服。发汗解表宜生用,止咳平喘多炙用。

使用禁忌:本品发汗力较强,故表虚自汗及阴虚盗汗,喘咳由于肾不纳气的虚喘者均应慎用。

来源:本品为麻黄科植物草麻黄、中麻黄或木贼麻黄的干燥草质茎。

形态特征:为小灌木、常呈草本状,茎高20~40厘米,分枝较少,木质茎短小,匍匐状;小枝圆,对生或轮生,节间长2.5~6厘米,直径约2毫米。叶膜质鞘状,上部二裂(稀3),裂片锐三角形,反曲。雌雄异株;雄球花有多数密集的雄花,苞片通常4对,雄花7~8枚雄蕊。雌球花单生枝顶,有苞片4~5对,上面一对苞片内有雌花2朵,雌球花成熟时苞片红色肉质;种子通常2粒。

采收加工:秋季采割绿色的草质茎,晒干。

别名:龙沙、狗骨、卑相、卑盐。

〖 配伍应用 〗

风寒外束、肺气壅遏的喘咳实证:常配伍杏仁、甘草,如三拗汤(《和剂局方》)。

寒痰停饮、咳嗽气喘、痰多清稀者:常配伍细辛、干姜、半夏等,如小青龙汤(《伤寒论》)。

〖 药膳食疗 〗

◎ 麻黄蒸萝卜

原料:白萝卜250克,麻黄5克,蜂蜜30克。

制法:白萝卜洗净,切片,放入大瓷碗内,倒入蜂蜜及麻黄,隔水蒸30分钟即成。

用法:每日1次,趁热饮服。

功效:清热解毒,消炎。

适用:风寒犯肺型慢性支气管炎。

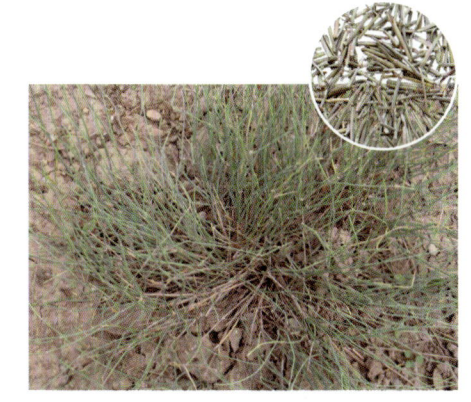

款冬 Kuandong

【原文】 味辛,温。主欬逆上气善喘;喉痹;诸惊痫寒热邪气。一名橐吾,一名颗冻,一名虎须,一名菟奚。生山谷。

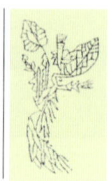

〖今　释〗

性味归经: 辛、微苦,温。归肺经。

功效主治: 润肺下气,止咳化痰。用于新久咳嗽,喘咳痰多,劳嗽咳血。

用量用法: 5~10克,煎服。外感暴咳宜生用,内伤久咳宜炙用。

使用禁忌: 恶皂角、硝石、玄参,畏贝母、辛夷、麻黄、黄芪、黄芩、黄连、青葙。肺火盛者慎服。

来源: 本品为菊科植物款冬的干燥花蕾。

形态特征: 本品为多年生草木,高10~25厘米。叶基生,具长柄,叶片圆心形,先端近圆或钝尖,基部心形,边缘有波状疏齿,下面密生白色茸毛。花冬季先叶开放,花茎数个,被白茸毛;鳞状苞叶椭圆形,淡紫褐色;头状花序单一顶生,黄色,外具多数被茸毛的总苞片,边缘具多层舌状花,雌性,中央管状花两性。

采收加工: 12月或地冻前当花尚未出土时采挖,除去花梗及泥沙,阴干。

别名: 冬花、款冬花。

〖配伍应用〗

咳嗽偏寒: 可与干姜、紫菀、五味子同用,如款冬煎(《千金方》)。

肺热咳喘: 则配知母、桑叶、川贝母同用,如款冬花汤(《圣济总录》)。

肺气虚弱、咳嗽不已: 配人参、黄芪同用。

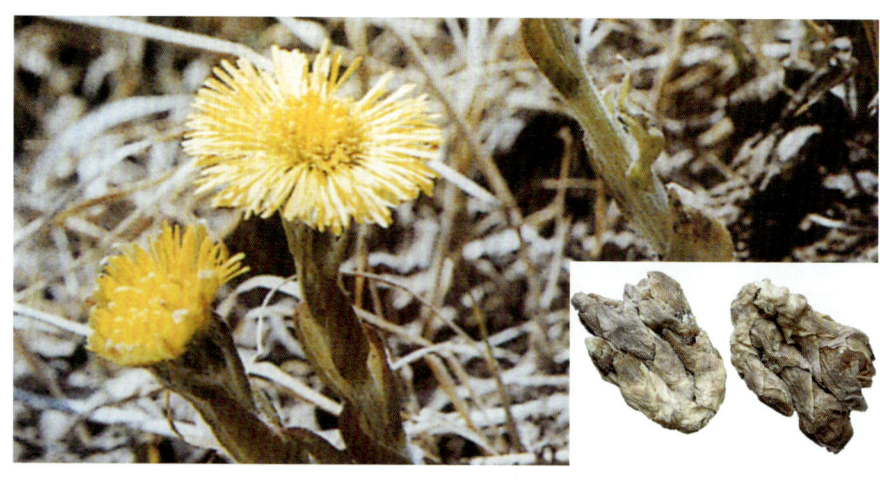

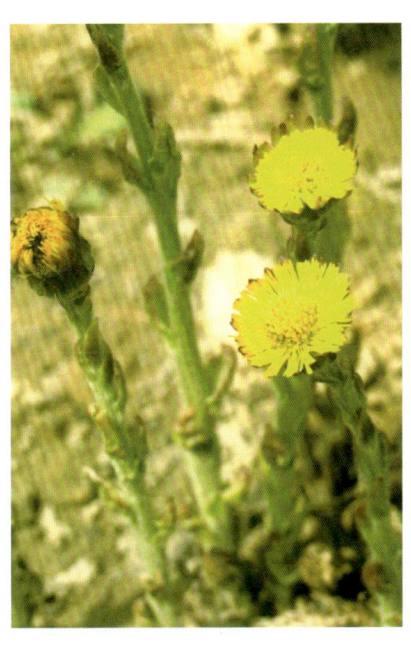

阴虚燥咳：配沙参、麦冬同用。

喘咳日久痰中带血：常配百合同用，如百花膏（《济生方》）。

肺痈咳吐脓痰者：也可配桔梗、薏苡仁等同用，如款花汤（《疮疡经验全书》）。

〖药膳食疗〗

◎ 款冬花粥

原料：款冬花50克，粳米100克，蜂蜜20克。

制法：粳米淘洗干净，用冷水浸泡半小时，捞出，沥干水分，将款冬花摘洗干净，取锅加入冷水、粳米，先用旺火煮沸，加入款冬花，改用小火续煮至粥成，加入蜂蜜调味即可。

用法：早餐食用。

功效：祛咳化痰，提高免疫力。

适用：感冒痰多。

牡丹皮 Mudanpi

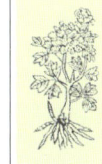

【原文】味辛，寒。主寒热；中风、瘛、惊、痫邪气；除癥坚，瘀血留舍肠胃；安五脏；疗痈疮。一名鹿韭，一名鼠姑。生山谷。

〖今 释〗

性味归经：苦、辛，微寒。归心、肝、肾经。

功效主治：清热凉血，活血化瘀。用于热入营血，温毒发斑，吐血衄血，夜热早凉，无汗骨蒸，经闭痛经，跌仆伤痛，痈肿疮毒。

用量用法：6～12克，煎服。清热凉血宜生用，活血祛瘀宜酒炙用。

使用禁忌：孕妇慎用。

来源：本品为双子叶植物毛茛科牡丹的干燥根皮。

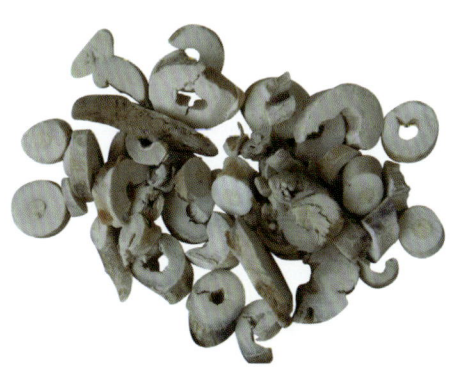

形态特征：落叶小灌木，高1～2米。主根外皮灰褐色或棕色。茎分枝，短而粗壮。叶互生，通常为二回三出复叶，叶柄长6～10厘米，小叶卵形或广卵形，上面绿色无毛，下面粉白色。花果生于枝顶，直径12～20厘米。果卵形，绿色，表面密被黄褐色短毛。

采收加工：秋季采挖根部，除去细根，剥取根皮，迅速洗净，润后切薄片，晒干，置通风干燥处。

别名：丹皮、木芍药、粉丹皮、条丹皮、洛阳花。

〖 **配伍应用** 〗

温毒发斑：可配栀子、大黄、黄芩等同用，如牡丹汤（《圣济总录》）。

血热吐衄：可配生地黄、大蓟、茜草根等同用，如十灰散（《十药神书》）。

阴虚血热吐衄：可配生地黄、栀子等同用，如滋水清肝饮（《医宗己任编》）。

无汗骨蒸：常配鳖甲、知母、生地黄等同用，如青蒿鳖甲汤（《温病条辨》）。

血滞经闭、痛经：可配桃仁、川芎、桂枝等同用，如桂枝茯苓丸（《金匮要略》）。

跌打伤痛：可与红花、乳香、没药等配伍，如牡丹皮散（《证治准绳》）。

火毒炽盛、痈肿疮毒：可配大黄、白芷、甘草等同用，如将军散（《本草汇言》）。

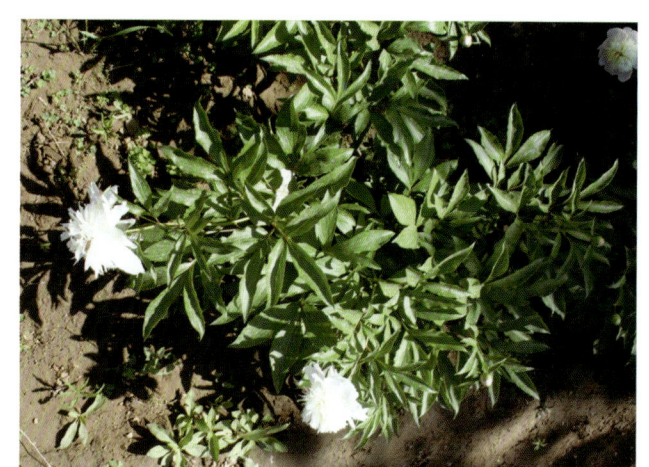

〖 **药膳食疗** 〗

◎ 丹皮槐花柏叶粥

原料：丹皮10克，槐花10克，侧柏叶15克，粳米100克，冰糖6克。

制法：将槐花、柏叶、丹皮加水煮30分钟去渣，再入粳米，待米半熟时入冰糖，至熟食用。

用法：每日1次，连服10日。

功效：凉血，生发。

适用：血热型脱发。

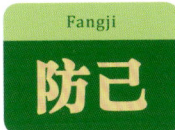
防己 Fangji

【原文】味辛，平。主风寒温疟；热气诸痛；除邪、利大小便。一名解离。生川谷。

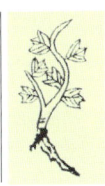

〖 今 释 〗

性味归经：苦，寒。归膀胱、肺经。

功效主治：祛风止痛，利水消肿。用于风湿痹痛，水肿脚气，小便不利，湿疹疮毒。

用量用法：5～10克，煎服。

使用禁忌：阴虚而无湿热者慎服。

来源：本品为防己科植物粉防己的干燥根。

形态特征：多年生缠绕藤本。根圆柱状，有时呈块状，外皮淡棕色或棕褐色。茎柔韧，圆柱形，有时稍扭曲，长达2.5～4米，具细条纹，枝光滑无毛，基部梢带红色。叶互生，质薄较柔，叶柄盾状着生，长与叶片相等；叶片外形近圆形，先端锐尖，基部截形或稍心形，全缘，两面均被短柔毛，上面绿色，下面灰绿色。花小，雌雄异株，为头状的聚伞花序，花梗长约0.5～1厘米；雄花花萼4，肉质，三角状，基部楔形，外面被毛，花瓣4，略呈半圆形，边缘微向内弯，具爪，雄蕊4，花药近圆形；雌花的花萼、花瓣与雄花同数，无退化雄蕊，心皮1，花柱3枚。核果球形，熟时红色，直径3～5毫米。花期4～5月，果期5～6月。

采收加工：秋季采挖，洗净，除去粗皮，晒至半干，切段，个大者再纵切，干燥。

别名：粉防己、汉防己、粉寸己、土防己。

〖 配伍应用 〗

风寒湿痹、四肢挛急者：与麻黄、肉桂、茯苓等同用，如防己饮（《圣济总录》）。

风水脉浮、身重汗出恶风者：常与黄芪、白术、甘草等配伍，如防己黄芪汤（《金匮要略》）。

一身悉肿、小便短少者：与茯苓、黄芪、桂枝等同用，如防己茯苓汤（《金匮要略》）。

湿热腹胀水肿：与椒目、葶苈子、大黄合用，即己椒苈黄丸（《金匮要略》）。

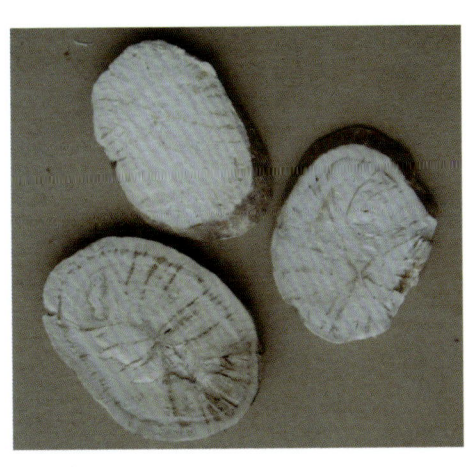

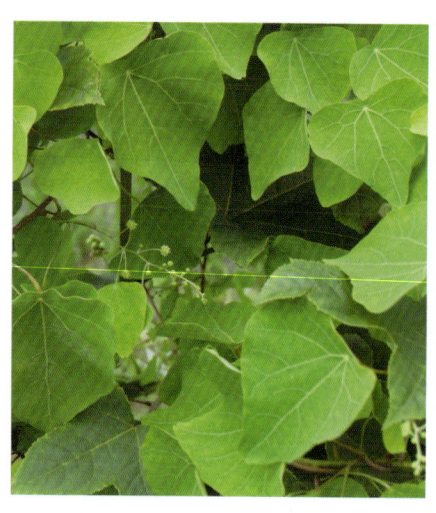

湿疹疮毒：可与苦参、金银花等配伍。

〖 药膳食疗 〗

◎ 桑枝防己薏苡粥

原料：桑枝30克，防己12克，薏苡仁50克，赤小豆60克，红糖适量。

制法：将全部药、豆洗净，一起放入沙锅内，先武后小火，煮至赤小豆成粥即弃桑枝、防己，加红糖后可供食用。

用法：早餐食用。

功效：清热利湿，消肿，宣通经络。

适用：风湿热痹症、类风湿性关节炎、小便短赤、暑日湿热等。

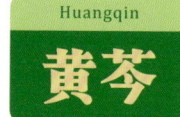

黄芩 Huangqin

【原文】味苦，平。主诸热；黄疸；肠泄痢，逐水；下血闭；恶疮疽蚀；火疡。一名腐肠。生川谷。

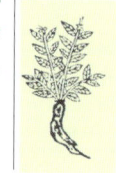

〖 今 释 〗

性味归经：苦，寒。归肺、胆、脾、大肠、小肠经。

功效主治：清热燥湿，泻火解毒，止血，安胎。用于湿温、暑湿、胸闷呕恶、湿热痞满，泻痢、黄疸、肺热咳嗽，高热烦渴，血热吐衄，痈肿疮毒，胎动不安。

用量用法：3～10克，煎服。清热多生用，安胎多炒用，清上焦热可酒炙用，止血可炒炭用。

使用禁忌：脾肺虚热者忌之。

来源：本品为唇形科植物黄芩的干燥根。

形态特征：多年生草本，茎高20～60厘米，四棱形，多分枝。叶披针形，对生，茎上部叶略小，全缘，上面深绿色，无毛或疏被短毛，下面有散在的暗腺点。圆锥花序顶生。花蓝紫色，二唇形，常偏向一侧、小坚果，黑色。

采收加工：春、秋二季采挖，除去须根及泥沙，晒后撞去外皮，晒干。

别名：条芩、山麻子、黄金条、山菜根、香水水草、黄金条根。

〖 配伍应用 〗

肺热壅遏所致咳嗽痰稠：可单用，如清金丸（《丹溪心法》）。

肺热咳嗽气喘：配苦杏仁、桑白皮、苏子，如清肺汤（《万病回春》）。

肺热咳嗽痰多：配法半夏，如黄芩半夏丸（《袖珍方大全》）。

血热便血：配地榆、槐花同用。

崩漏：配当归同用，如子芩丸（《古今医鉴》）。

火毒炽盛之痈肿疮毒：常与黄连、黄柏、栀子配伍，如黄连解毒汤（《外台秘要》）。

血热胎动不安：可配生地黄、黄柏等同用，如保阴煎（《景岳全书》）。

〖 **药膳食疗** 〗

◎ 绿茶黄芩汤

原料：黄芩12克，罗汉果15克，甘草、绿茶各3克。

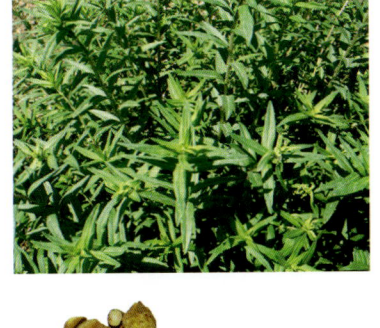

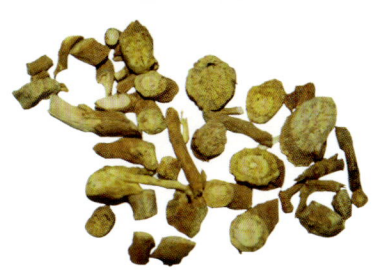

制法：将黄芩、罗汉果、甘草放入沙锅中，加清水500毫升，小火煎药至水剩1半时。把茶叶放保温瓶中，将煎好的药汁倒入保湿瓶中沏茶，盖好保温瓶盖。向药锅中加清水500毫升，如前次一样再煎一次，把药汁也倒入保温瓶中沏茶，盖好瓶盖，去药渣。

用法：佐餐食用。

功效：泻火解毒，清热燥湿。

适用：咽炎、咳嗽。

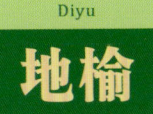

地榆 Diyu

【原文】味苦，微寒。主妇人乳痛；七伤；带下病；止痛；除恶肉；止汗；疗金疮。生山谷。

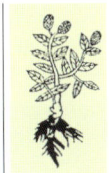

〖 **今　释** 〗

性味归经：苦、酸、涩、微寒。归肝、大肠经。

功效主治：凉血止血，解毒敛疮。用于便血，痔血，血痢，崩漏，水火烫伤，痈肿疮毒。

用量用法：9～15克，煎服。外用：适量，研末涂敷患处。

使用禁忌：本品性寒酸涩，凡虚寒性便血、下痢、崩漏及出血有瘀者慎用。

形态特征：为多年生草本，高50～100厘米，茎直立，有细棱。奇数羽状复叶，基生叶丛生，具长柄，小叶通常4～9对，小叶片卵圆形或长卵圆形，边缘具尖锐的粗锯

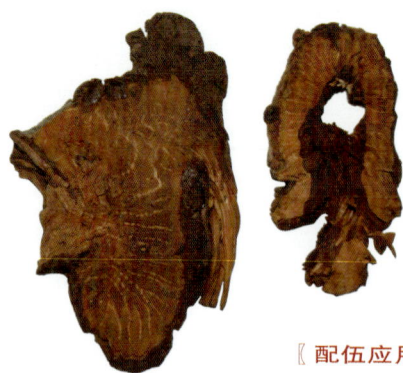

齿，小叶柄基部常有小托叶；茎生叶有短柄，托叶抱茎，镰刀状，有齿。花小暗紫红色，密集成长椭圆形穗状花序。瘦果暗棕色，被细毛。

采收加工：春、秋季采挖，除去须根，洗净，干燥；或趁鲜切片，干燥。生用或炒炭用。

来源：蔷薇科植物地榆的根。

别名：玉豉、酸赭。

〖 **配伍应用** 〗

便血因于热甚者：常配伍生地黄、白芍、黄芩、槐花等，如约营煎（《景岳全书》）。

血痢不止者：常与甘草同用，如地榆汤（《圣济总录》）。

水火烫伤：可单味研末麻油调敷；或配大黄粉；或配黄连、冰片研末调敷。

湿疹及皮肤溃烂：可以本品浓煎外洗；或用纱布浸药外敷；亦可配煅石膏、枯矾研末外掺患处。

〖 **药膳食疗** 〗

◎ **地榆粥**

原料：地榆20克，大米100克，白糖适量。

制法：将地榆择净，放入锅中，加清水适量，浸泡5～10分钟后，水煎取汁，加大米煮粥，待粥熟时下白糖，再煮一、二沸即成。

用法：每日1剂，连续3～5日。

功效：凉血止血，解毒敛疮。

适用：衄血、咯血、吐血、尿血、痔疮出血、崩漏、血痢不止及水火烫伤等。

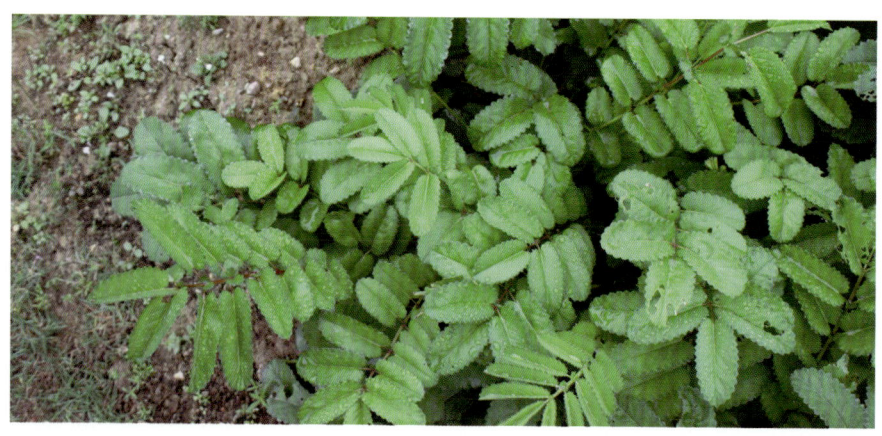

贯众 Guanzhong

【原文】味苦,微寒。主腹中邪热气;诸毒;杀三虫。一名贯节,一名贯渠,一名白头,一名虎卷,一名扁符。生山谷。

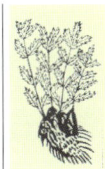

〖今　释〗

性味归经:苦,微寒;有小毒。归肝、脾经。

功效主治:清热解毒,凉血止血,杀虫。用于风热感冒,温毒发斑,血热出血、虫疾。

用量用法:4.5~9克,煎服。外用:适量。

使用禁忌:脾胃虚寒者及孕妇慎用。

来源:本品为鳞毛蕨科植物粗茎鳞毛蕨的干燥根茎及叶柄残基。

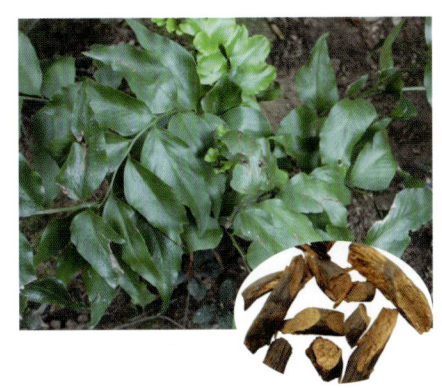

形态特征:本植物为多年生草本,地下茎粗大,有许多叶柄残基及须根,密被锈色或深褐色大形鳞片。叶簇生于根茎顶端,具长柄。叶片广倒披针形,二回羽状全列或浅裂,羽片无柄,线状披针形,先端渐尖,矩圆形,圆头,叶脉开放。孢子囊群圆形,着生于叶背近顶端1/3的部分,每片有2~4对,近中肋下部着生;囊群盖圆肾形,棕色。

采收加工:秋季采挖,削去叶柄,须根,除去泥沙,晒干。

别名:百头、虎卷。

〖配伍应用〗

温热毒邪所致之证:常与黄连、甘草等同用,如贯众散(《普济方》)。

痄腮、温毒发斑、发疹等病证:与板蓝根、大青叶、紫草等配伍。

衄血:可单味药研末调服,如(《本草图经》)。

吐血:与黄连为伍,研末糯米饮调服,如贯众散(《圣济总录》)。

便血:可配伍侧柏叶同用。

〖药膳食疗〗

◎ **贯众板蓝根茶**

原料:贯众、板蓝根各30克,甘草15克。

制法:将上三药放入茶杯内,冲入开水,加盖闷泡15分钟,代茶饮用。

用法:每日1剂,频频冲泡饮服。

功效:祛风,清热,利咽。

适用:流行性感冒、发热、头痛、周身酸痛等。

青葙子 Qingxiangzi

【原文】 味苦，微寒。主邪气皮肤中热；风瘙身痒；杀三虫。子，名草决明，疗唇口青。一名草蒿，一名萋蒿。生平谷道旁。

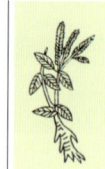

〖 今　释 〗

性味归经： 苦，微寒。归肝经。

功效主治： 清肝泻火，明目退翳。用于肝热目赤，目生翳膜，视物昏花，肝火眩晕。

用量用法： 9～15克，煎服。

使用禁忌： 本品有扩散瞳孔作用，青光眼患者禁用。

来源： 本品为苋科植物青葙的干燥成熟种子。

形态特征： 一年生草本，高达1米。茎直立，绿色或带红紫色，有纵条纹。叶互生，披针形或椭圆状披针形。穗状花序顶生或腋生；苞片、小苞片和花被片干膜质，淡红色，后变白色。胞果卵形，盖裂。种子扁圆形，黑色，有光泽。

采收加工： 秋季果实成熟时采割植株或摘取果穗，晒干，收集种子，除去杂质。

别名： 草蒿、牛尾花子、野鸡冠花子。

〖 配伍应用 〗

肝虚血热之视物昏花： 配生地黄、玄参、车前子，如青葙丸（《医宗金鉴》）。

肝肾亏损、目昏干涩： 配菟丝子、肉苁蓉、山药等用，如绿风还睛丸（《医宗金鉴》）。

肝阳化火所致头痛、眩晕、烦躁不寐： 常配石决明、栀子、夏枯草等同用。

〖 药膳食疗 〗

◎ 青葙子生地粳米粥

原料： 青葙子10克，生地黄15克，粳米60克，陈皮6克。

制法： 将青葙子、生地黄、陈皮放入锅中，加水适量，煎约20分钟后，去渣取汤，放入粳米煮，待粳米熟成粥即成。

用法： 每日1次，供早、晚餐食，可连用7日。

功效： 滋阴泻火。

适用： 阴虚肝旺导致的目赤肿痛。

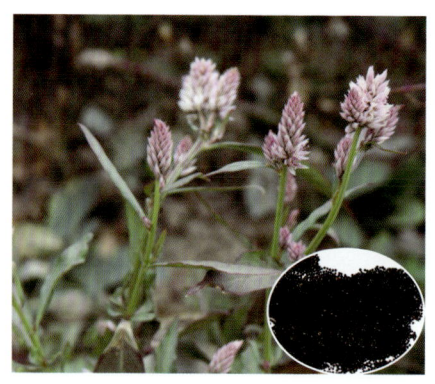

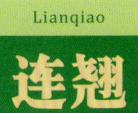
连翘 Lianqiao

【原文】味苦,平。主寒热;鼠瘘;瘰疬;痈肿;恶疮;瘿瘤;结热;蛊毒。一名异翘,一名兰华,一名折根,一名轵,一名三廉。生山谷。

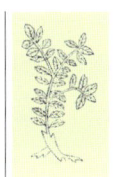

〖 今　　释 〗

性味归经: 苦,微寒。归肺、心、小肠经。

功效主治: 清热解毒,消肿散结,疏散风热。用于痈疽,瘰疬,乳痈,丹毒,风热感冒,温病初起,温热入营,高热烦渴,神昏发斑,热淋涩痛。

用量用法: 6～15克,煎服。

使用禁忌: 脾胃虚弱、气虚发热、痈疽已溃、脓稀色淡者忌服。

来源: 本品为木犀科植物连翘的干燥果实。

形态特征: 落叶灌木,小枝常下垂。单叶对生或三小叶丛生,卵形或长圆状卵形,长3～10厘米,宽2～4厘米。花先叶开放,一至数朵,腋生,金黄色;花萼合生,与花冠筒约等长,雄蕊着生花冠基部,不超出花冠,子房卵圆形。蒴果狭卵形,长约1.5厘米。

采收加工: 秋季果实初熟尚带绿色时采收,除去杂质,蒸熟,晒干。习称"青翘";果实熟透时采收,晒干,除去杂质,习称"老翘"。

别名: 落翘、黄花条。

〖 配伍应用 〗

痈肿疮毒: 常与金银花、蒲公英、野菊花等同用。

疮痈红肿未溃: 常与穿山甲、皂角刺配伍,如加减消毒饮(《外科真诠》)。

痰火郁结、瘰疬痰核: 常与夏枯草、浙贝母、玄参、牡蛎等同用。

〖 药膳食疗 〗

◎ **银花连翘蜜饮**

原料: 金银花30克,连翘15克,蜂蜜10克。

制法: 先将连翘洗净,切碎,放入纱布袋,扎口备用。将金银花洗净,放入沙锅,加清水浸泡片刻,加入连翘药袋后,用大火煮沸,再改用小火煎煮30分钟,取出药袋,停火,趁温热加入蜂蜜,调匀即成。

用法: 早、晚2次分服。

功效: 清肺润肺。

适用: 咽痛、咳嗽。

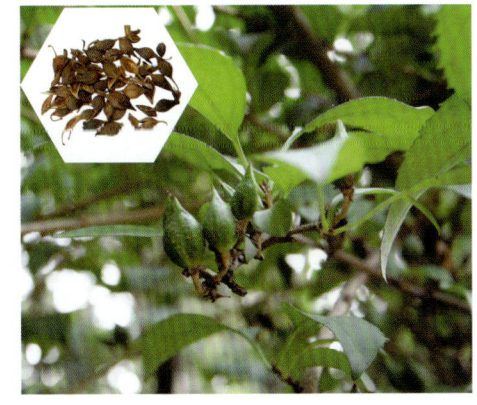

白头翁 Baitouweng

【原文】味苦,温。主温疟;狂易寒热,癥瘕积聚;瘿气;逐血止痛;金疮。一名野丈人,一名胡王使者。生川谷。

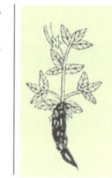

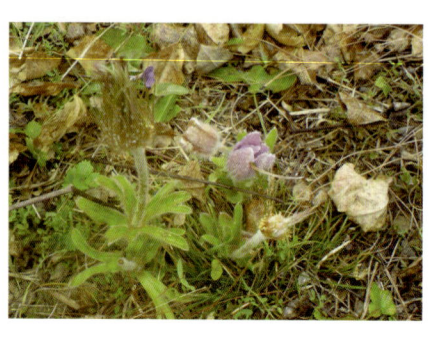

〖 今　释 〗

性味归经:苦,寒。归胃、大肠经。

功效主治:清热解毒,凉血止痢。用于热毒血痢,阴痒带下。

用量用法:9～15克,煎服。鲜品15～30克。外用:适量。

使用禁忌:虚寒泻痢者慎服。

来源:本品为毛茛科植物白头翁的干燥根。

形态特征:宿根草本,根圆锥形,有纵纹,全株密被白色长柔毛,株高10～40厘米,通常20～30厘米。基生叶4～5片,三全裂,有时为三出复叶。花单朵顶生,径约3～4厘米,萼片花瓣状,6片排成2轮,蓝紫色,外被白色柔毛;雄蕊多数,鲜黄色。瘦果,密集成头状,花柱宿存,银丝状。

采收加工:春、秋二季采挖,除去泥沙,干燥。

别名:翁草、野丈人、白头公、老翁花、犄角花、胡王使者。

〖 配伍应用 〗

赤痢下血、日久不愈、腹内冷痛:则以本品与阿胶、干姜、赤石脂等同用,亦如白头翁汤(《千金方》)。

痄腮、瘰疬、疮痈肿痛等证:可与蒲公英、连翘等同用。

阴痒带下:与秦皮等配伍,煎汤外洗。

〖 药膳食疗 〗

◎ 白头翁粥

原料:白头翁50克,粳米100克。

制法:白头翁加水适量煎汁备用。粳米洗净淘洗干净,如常法制粥,待粥将成,加白头翁药汁,加糖再煮1～2沸即可服用。

用法:早餐食用。

功效:清热利湿,健脾止泄。

适用:腹泻。

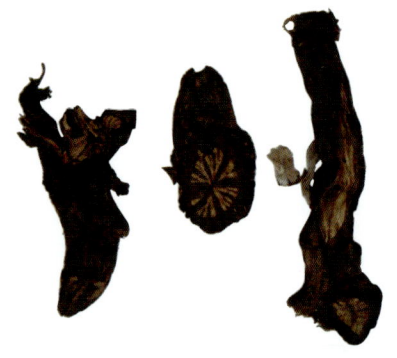

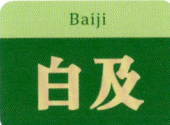

白及 Baiji

【原文】味苦,平。主痈肿、恶疮、败疽、伤阴死肌;胃中邪气;贼风鬼击,痱缓不收。一名甘根,一名连及草。生川谷。

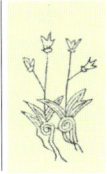

〖 今 释 〗

性味归经:苦、甘、涩,微寒。归肺、肝、胃经。

功效主治:收敛止血,消肿生肌。用于咯血,吐血,外伤出血,疮疡肿毒,皮肤皲裂。

用量用法:6～15克,煎服;研末吞服3～6克。外用:适量。

使用禁忌:不宜与川乌、制川乌、草乌、制草乌、附子同用。

来源:本品为兰科植物白及的干燥块茎。

形态特征:多年生草本,高15～70厘米,根茎肥厚,常数个连生。叶3～5片,宽披叶形,长8～30厘米,宽1.5～4厘米。基部下延成长鞘状。总状花序,花紫色或淡红色。蒴果圆柱形,具6纵肋。

采收加工:夏、秋二季采挖,除去须根,洗净,置沸水中煮或蒸至无白心,晒至半干,除去外皮,晒干。

别名:白根、羊角七。

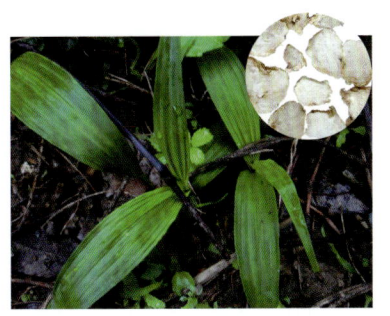

〖 配伍应用 〗

咯血:可配伍枇杷叶、阿胶等,如白及枇杷丸(《证治准绳》)。

吐血:可与茜草、生地黄、牡丹皮、牛膝等煎服,如白及汤(《古今医彻》)。

衄血:可以本品为末,童便调服,如白及散(《素问病机气宜保命集》),也可以白及末冷水调,用纸花贴鼻窍中,如白及膏(《朱氏集验方》)。

外伤或金创出血:可单味研末外掺或水调外敷,如(《本草汇言》)。

金疮血不止:以之与白蔹、黄芩、龙骨等研细末,掺疮口上,如(《普济方》)。

〖 药膳食疗 〗

◎ 白及糯米粥

原料:白及粉15克,蜂蜜10克,糯米100克,大枣5个。

制法:用糯米、大枣、蜂蜜加水煮粥至将熟时,将白及粉入粥中,改小火稍煮片刻,待粥汤稠粘时即可。

用法:每日2次,温热食,10日为1个疗程。

功效:补肺止血,养胃生肌。

适用:肺胃出血病,包括肺结核、支气管扩张、胃及十二指肠溃疡出血等。

败酱 Baijiang

【原文】味苦，性平。主暴热；火疮赤气；疥瘙、疽、痔、马鞍热气。一名鹿肠。生山谷。

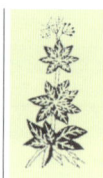

〖今释〗

性味归经：辛、苦，微寒。归胃、大肠、肝经。

功效主治：清热解毒，消痈排脓，祛瘀止痛。用于肠痈肺痈，疮痈肿毒，产后瘀阻腹痛。

用量用法：6～15克，煎服。外用：适量。

使用禁忌：脾胃虚弱，食少泄泻者忌服。

来源：本品为败酱草科植物黄花龙芽、白花败酱的干燥带根全草。

形态特征：为多年生草木，高60～150厘米。地下茎细长，横走，有特殊臭气；茎枝被脱落性白粗毛。基生叶成丛，有长柄；茎生叶对生，叶片披针形或窄卵形。椭圆形或卵形，两侧裂片窄椭圆形至条形，两面疏被粗毛或近无毛。聚伞圆锥花序伞房状，苞片小，花小，黄色，花萼不明显；花冠筒短，子房下位，瘦果椭圆形，有3棱，无膜质翅状苞片。

采收加工：根春秋季节采挖，去掉茎叶洗净，晒干。全草夏秋采割，洗净晒干。

别名：败酱草。

〖配伍应用〗

肠痈初起、腹痛便秘、未化脓者：常与金银花、蒲公英、牡丹皮、桃仁等同用。

肠痈脓已成者：常与薏苡仁、附子同用，如薏苡附子败酱散（《金匮要略》）。

肺痈咳吐脓血者：常与鱼腥草、芦根、桔梗等同用。

〖药膳食疗〗

◎ 利胆排石茶

原料：金钱草、败酱草、茵陈各30克，白糖适量。

制法：将上味药放入锅中，加清水1000毫升，沸煮后，改用小火煮30分钟，滤去渣，在汁中加白糖即可。

用法：代茶频饮。

功效：解郁消食。

适用：胆结石症者。

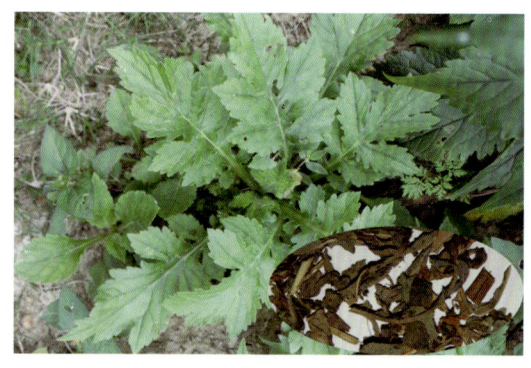

夏枯草 Xiakucao

【原文】味苦,辛,寒。主寒热;瘰疬;鼠瘘;头疮;破癥,散瘿结气;脚肿湿痹;轻身。一名夕句,一名乃东。生川谷。

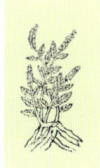

〖 今　释 〗

性味归经:辛、苦、寒。归肝、胆经。

功效主治:清肝泻火,明目,散结消肿。用于目赤肿痛,目珠夜痛,头痛眩晕,瘰疬,瘿瘤,乳痈,乳癖,乳房胀痛。

用量用法:9～15克,煎服。或熬膏服。

使用禁忌:脾胃虚弱者慎服。

来源:本品为唇形科植物夏枯草的干燥果穗。

形态特征:多年生草本,有匍匐茎。直立茎方形,高约40厘米,表面暗红色,有细柔毛。叶对生,卵形或椭圆状披针形,先端尖,基部楔形,全缘或有细疏锯齿,两面均披毛,下面有细点;基部叶有长柄。轮伞花序密集顶生成假穗状花序;花冠紫红色。小坚果4枚,卵形。

采收加工:夏季果穗呈棕红色时采收,除去杂质,晒干。

别名:铁色草、羊肠菜、白花草。

〖 配伍应用 〗

肝火上炎、目赤肿痛:可配桑叶、菊花、决明子等同用。

肝郁化火、痰火凝聚之瘰疬:常配贝母、香附等用,如夏枯草汤(《外科正宗》)。

瘿瘤:常配昆布、玄参等用,如夏枯草膏(《医宗金鉴》)。

乳痈肿痛:常与蒲公英同用(《本草汇言》)。

热毒疮疡:配金银花,如化毒丹(《青囊秘传》)。

〖 药膳食疗 〗

◎ **夏枯草粥**

原料:夏枯草10克,粳米50克,冰糖少许。

制法:夏枯草洗净入沙锅内煎煮,去渣取汁,粳米洗净入药汁中,粥将熟时放入冰糖调味。

用法:每日2次,温热食用。

功效:清肝,散结,降血压。

适用:瘰疬、乳痈、头目眩晕、高血压等。

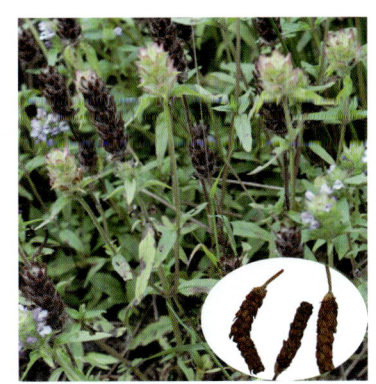

杏核仁 Xingheren

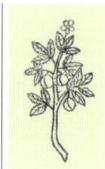

【原文】味甘，温。主欬逆上气雷鸣；喉痹下气；产乳；金疮；寒心贲豚。生川谷。

〖今　释〗

性味归经：苦，微温；有小毒。归肺、大肠经。

功效主治：降气止咳平喘，润肠通便。用于咳嗽气喘，胸满痰多，肠燥便秘。

用量用法：5～10克，煎服。生品入煎剂后下。

使用禁忌：内服不宜过量，以免中毒。

来源：为蔷薇科植物杏或山杏等味苦的干燥种子。

形态特征：山杏为乔木，高达10米。叶互生，广卵形或卵圆形，先端短尖或渐尖，基部阔楔形或截形，边缘具细锯齿或不明显的重锯齿；叶柄多带红色，近基部有2腺体。花单生，先叶开放，几无花梗；萼筒钟状，带暗红色，萼片5，裂片比萼筒稍短，花后反折；花瓣白色或粉红色。核果近圆形，果肉薄，种子味苦。核坚硬，扁心形，沿腹缝有沟。

采收加工：夏季果实成熟时采摘，除去果肉及核壳，取种仁，晾干。置阴凉干燥处，防虫蛀。

别名：杏仁、木落子。

〖配伍应用〗

风热咳嗽、发热汗出：配桑叶、菊花，以散风热宣肺止咳，如桑菊饮（《温病条辨》）。

肺热咳喘：配石膏等以清肺泄热宣肺平喘，如麻杏石甘汤（《伤寒论》）。

肠燥便秘：常配柏子仁、郁李仁等同用，如五仁丸（《世医得效方》）。

〖药膳食疗〗

◎ 杏仁薏苡粥

原料：杏仁10克，薏苡仁30克，粳米50克，冰糖适量。

制法：薏苡仁、粳米分别淘净加水800毫升，大火烧开后，再将杏仁洗净，去皮和冰糖一起放入，转用小火慢熬成粥。

用法：分1～2次服用。

功效：宣肺化痰。

适用：胸闷、咳嗽痰多、腥臭者。

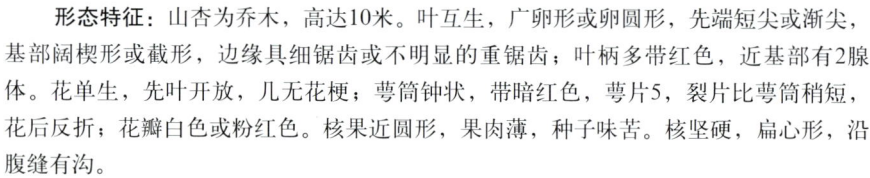
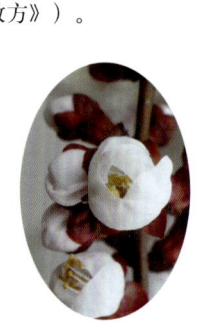